精神科
ナースポケットブックmini

| 編著 |

草地仁史
一般社団法人日本精神科看護協会業務執行理事兼政策企画局局長

JN021412

Gakken

＜著者略歴＞

草地　仁史　一般社団法人日本精神科看護協会
　　　　　　　業務執行理事兼政策企画局局長

1999年　一般財団法人河田病院（看護師）
2004年　精神科認定看護師資格取得（専門：児童思春期精神看護）
2007年　専門学校スクールカウンセラー（副看護師長兼務）
2011年　山口大学医学部保健学科精神看護学　講師
2014年　山陽学園大学看護学部看護学科精神看護学　准教授
2017年　一般社団法人日本精神科看護協会　業務執行理事兼医
　　　　療政策部部長
2020年　厚生労働省社会・援護局障害保健福祉部精神・障害保
　　　　健課　看護技官
2022年　一般社団法人日本精神科看護協会　業務執行理事兼政
　　　　策企画局局長

はじめに

　本書は，精神科看護を実践するすべての看護師に役立つ，実用的なポケットブックとして制作しました．また，臨地実習中の看護学生や医療職以外のメディカルスタッフにも活用していただけるように，患者さんに必要な基本的な治療やケアの視点が一目でわかる1冊になっています．

　「基本的なケア」の項目では，セルフケアやメンタル・ステータス・イグザミネーションといった患者さんの健康状態を評価するアセスメントの視点に加え，入院時から退院後も住み慣れた地域で安心して生活が送られるための入退院支援について，パスを用いて時系列で解説しています．

　また，近年患者さん自身が主体的に生きていくために欠かせない考え方として重要視されている，リカバリーやトラウマ・インフォームド・ケアといった内容についても掲載しています．

　「精神科で見られる症状と対応」の項目では，患者さんの状態像や回復過程を可視化して判断できるように，具体的な評価基準やチェックリストなどで紹介しています．さらに患者さんの身体合併症への対応が求められる状況を踏まえて，薬物療法に伴う副作用や精神疾患患者が併発しやすい身体疾患についてもわかりやすく解説しています．

　ポケットに入れておけば，確認したいとき，調べたいときに治療内容，検査値，薬剤，看護アセスメントやケアのポイントなどをその場で調べることができます．

　皆さまが，本書の内容を有用な知識として生かすことで，患者さんへの良質な精神科看護の提供に繋がっていくことを願っています．

2023年12月
草地仁史

CONTENTS

カバー・本文デザイン：星子卓也
本文イラスト：青木隆デザイン事務所，日本グラフィック

第 **1** 章

基本的ケア

基本的ケア

 1 # 患者の情報収集

目的

- 主な目的は，患者の健康状態を多角的に把握し，日常生活に悪影響を及ぼす可能性の高い問題点を列挙し整理することである．
- 情報取集は，適切な医療・看護を提供するための重要な業務である．

情報収集の方法

〈 診療録や看護記録から収集する 〉

- 看護師が記載する看護記録だけではなく，医師，薬剤師，精神保健福祉士などが記載している記録もしっかり確認を行う．看護記録は，多くの場合看護理論の枠組みに沿ってフォーマットが設定されているため，資料とされている理論についても確認しておくこと．

〈 患者から直接収集する 〉

- 患者からの情報を得るためには関係性が最も重要となる．患者からの情報収集は「あいさつ」から始まっていることを意識して，言動や行動，生活環境への意識などについても確認していく．

〈 日々の観察から収集する 〉

- 直接かかわらなくとも他者とのかかわりや食事，排泄，個人衛生などのセルフケア活動を観察することで得られる情報は多い．主観に偏り過ぎないように注意しながら観察を行うこと．

基本的情報の収集（表1）

- まず必要となるのは，その患者を正しく理解して，個人的な特徴を把握するうえで必要な基本的情報である.
- 基本的情報とは，病気や障害の有無にかかわらず，「その患者がどのような人なのか」を把握するために欠かせない情報となる.

表1　患者の基本情報項目例

情報項目	ポイント
氏名，性別，年齢	患者の実年齢が何歳であるかということだけではなく，その年齢に見合った自我の強さ・対人関係能力を養っているのか. 生物学的に男性か女性かということだけではなく，心理的・社会的・文化的役割としての性別を含んでいる.
成育歴	個人の生きてきた軌跡を整えることによって，個人が経験してきた出来事や経過を理解することができる.
既往歴，現疾患名（症状），現病歴および治療方針	過去に罹患した病気，現在の病気の発症時，治療経過，現在の状況などの経緯を把握することで，病識や困りごとなども知ることができる. インフォームド・コンセントや治療の見通しなども確認をしておく.
精神状態の様子や身体的な疾患の有無（バイタルサイン含む）	病気や障害に伴う健康状態について情報を得る. さらに自身の健康状態や治療に対して，個人はどのような態度や反応を示し，適応しようとしているのかなども情報として得る.
検査や治療（療法）	治療の影響や受け止め方などを知ることで，患者のニーズに即した治療選択や方向性を提案することができる. また，治療に伴う禁忌事項なども注意しておく必要がある.

表1つづき

ライフスタイル（社会的，経済的，文化的なもの）	患者が誰とどこで，どのような生活をしているのか，個人の一般的な生活スタイルや習慣，個人の収入源，収入レベルを情報として得る．
セルフケア活動（ADL含む）	セルフケアとは，すべての人が生きていくうえで欠かすことのできない普遍的で基本的なニーズであり，いつ，どんなときに看護の必要性が生じるかが現れる．

情報収集後のアセスメントについて

● 看護アセスメントは，得られた情報に基づいて，患者の健康上の課題について解釈分析するプロセスである．

● 看護の視点は，「患者は生活者である」ということを念頭に置いて，病気や障害のみに焦点をあてるのではなく，全体像を把握して，患者への影響の程度等を査定する．

● アセスメントの枠組みは，看護理論やモデルによって異なるため，使用方法や解釈の仕方については，しっかりと理解して活用することを推奨する．

Memo

基本的ケア

2 環境調整

目的

● 患者が安全で安心して療養生活を送ることができ，早期に健康回復がもたらされるよう環境調整を行う．

環境調整を行ううえでの留意点

〈 安全で安心できる環境を整える 〉

● 患者の病状や自立度はさまざまであり，高齢者では慣れない入院環境自体が転落転倒のリスクや不安の表出に結びつくことも少なくない．

● 精神科病院は治療構造自体が閉鎖的な環境下であることが多く，その環境に伴う閉塞感や拘禁反応を生じさせる可能性があることを念頭においておかなければならない．

● 職員が安全に業務を遂行できる環境は，患者の安全を守るうえで欠かせない条件である．患者の介助時に何かしらの障害物があれば，患者と看護師双方に危険が生じる可能性がある．病棟の機材，物品など患者の援助に支障をきたさない環境整備に努める．

〈 清潔な環境を整える 〉

● 療養環境を清潔に保つことは，院内感染予防の観点においても重要な医療従事者の役割である．

● 病気や障害の影響によって個人衛生が保持できず体温調節機能の低下をきたしたり，薬剤の副作用に伴い免疫力の低下を伴う場合などもある．このような背景からも感染症や合併症のリスクを予防するために清潔な環

境を整えることが重要となる.

- 清潔な環境は, 入院治療生活の快適さにもつながる. 寝具の清潔さ, 病棟内で生じるさまざまな匂いなど病棟内の衛生的な環境の保持に努める.

〈 環境調整を通してコミュニケーションをはかる 〉

- すべての患者に対して行われる環境調整業務は, その時間を通じて患者とのコミュニケーションをはかる場となる.
- 看護師が行っている業務の正確さやていねいさを見て, 医療者に対する患者の安心感は高まり, 入院生活や治療についての悩みを相談する機会になることも多い.
- また, 現在の生活習慣をとおして, 自宅での生活習慣や退院後の生活習慣についての話題に触れていくこともできる.
- 環境調整は, 患者とコミュニケーションをはかる有効な方法であることを認識して, 日々の業務に携わる必要がある.

〈 快適な療養環境を整える 〉

- 患者は入院治療生活を送ること自体が日頃の環境と異なっている. とくに閉鎖病棟を使用して入院治療を行っている場合などでは, 患者が望むタイミングで屋外に出たりなどの環境調整を行うことができないこともある.
- そのため, 病棟の室温や湿度をコントロールすることや換気を行うことで, 常に心地よく入院生活を送れる環境を整えなければならない.
- また, 個人のプライバシーには十分な配慮が必要であり, 同室者がいる場合などは, 対人関係面での不和などにも配慮する.

基本的ケア

3 報告の仕方

目的

- 仕事の進捗や状況などを上司と部下（または職員同士）の相互間で情報共有をし，業務に問題がないか，ミスや抜け漏れがないかなどをお互いに把握する．
- 報告の形式としては，以前から臨床現場で用いられている「5W1H」，「SBAR」などがあるが，現在は「ISBARC」が用いられることも多い．

ISBARC

〈 Identify：報告者と患者の同定 〉

- 相手に自分の職業と名前と所属を明らかにし，報告したい患者の氏名や病名（緊急時は部屋番号や住所など）を伝える．
  【例】（看護師から当直医への報告）「○○病棟の△△（看護師）です．□□さんが……」

〈 Situation：状況・状態 〉

- 報告する患者に起こっている状況や状態（症状や問題点，緊急性など）を伝える．
  【例】「○分前のラウンド時に意識はあるもののぼんやりとしていて，体温38.9℃，血圧138/68，脈拍122回/分で，身体がこわばって動かしづらい状況です」

〈 Background：臨床経過 〉

- 患者の入院理由，目的，入院後の経過，バイタルサイ

ン，患者の訴え，問題に関する身体所見などを要領よ
く，手短に報告する．担当医などでこれまでの経過を
把握している場合は，コミュニケーションをはかりなが
ら，必要な情報を簡潔に報告する．

【例】「5日前にプロメタジンを中止しており，一昨日か
ら37.5℃の微熱があり，生活動作は自立していま
したが，日頃よりも食事量が減っていました」

〈 Assessment：状況評価の結論 〉

●患者を看ている報告者が情報やデータ，身体所見から
考えた評価を伝える．報告での評価は必ずしも正解で
ある必要はない．あくまで可能性の一つとして自分の評
価に自信をもって報告すること．評価しかねる場合は，
状況の重大性を伝えることも大切である．

【例】「薬の中止以降，この3日間のバイタルや現在の
意識状態，筋肉のこわばりを考えると悪性症候群
かもしれません」

〈 Recommendation：提言または具体的な要望・要請 〉

●報告者は，どのような対応が適切と考えているかを報
告し，対処方法を提言する．

【例】「〇〇先生，診察をお願いします」

〈 Confirm：指示受け内容の口頭確認 〉

●報告を行った相手（医師）に行動・指示内容を口頭で
確認する．

【例】「わかりました．病室に準備をしておきます」「再度
バイタルサインを測定します」

スムーズな報告のためのコミュニケーション

● ISBAR は非常にわかりやすいツールであるが，有効活用するためにはコミュニケーションの基本ができていないと効果を発揮することはできない．表1に効果的なコミュニケーションのポイントを示す．

表1 効果的なコミュニケーションのポイント

完全	関係するすべての情報を提供できる体制をとる．
明確	標準的な用語や，共通する用語を使用し，はっきりと理解できるように説明する．
簡潔	冗長な説明にならないよう，手短にわかりやすく伝える．
タイムリー	適切なタイミングで遅延なく行う．

〈 コールアウト（Call-out）：緊急時の伝え方を設定しておく 〉

① 緊急時の情報を共有するときに用いる手段
② 明確な情報・疑問を伝えることで相手の対応を促しやすくする方法
③ チームメンバーが次に行うべきことを予想するのに役立つ方法
④ 行為を遂行する責任のある個人に責務を果たすよう指示する

〈 チェックバック（Check-back）：報告者が提供した情報を確実に理解できているか復唱して再確認 〉

① 送り手からの明確な情報発信方法
② 受け手による情報受領と明確な確認の返答確認
③ 送り手による最終的な情報伝達再確認
④ 復唱・声だし確認の徹底

〈 ハンドオフ (Hand-off)：報告項目を共通化しエラー
  の発生を防止する 〉
①ケアの引き継ぎ時における情報伝達の向上方法
②質問や確認を行い，不明な点を明確にする機会を設ける
③正確に受け渡す責任と義務の存在を職員が個々に自覚
  する
④不確実性を理解しチェックリストを活用する

Memo

基本的ケア

4 カンファレンス

目的

● 看護におけるカンファレンスの目的は，患者に提供される看護援助の妥当性の検討・チームメンバーの意思統一をはかり効率的な看護実践を目指すことである．

意義

● カンファレンスは，単に多職種間で情報交換を行い協議する場という機能だけでなく，患者の治療やケアの提供に伴って生じる，医療従事者の不安，葛藤，戸惑いなどといった個々の感情を共有して，チーム医療を円滑に進めていくために欠かせない機能を有している．

カンファレンス実施の基本条件

①決められた時間のなかで行うこと．

②参加者全員が平等に発言することができる場であること．

③場が許容的で自由さを感じられる雰囲気をもっていること．

④参加者にとって関心のある明確な議題が設定されてあること．

⑤円滑な進行のための役割や機能が整っていること（運営方法など）．

カンファレンスに参加する際のポイント[1]

①自分自身の現時点での考えを明確にしておく.

②自分の呈示するものを準備しておく.

③自分が何を発言したいのかを立案しておく.

④参加時は相手に伝わるように, ゆっくりと話し, はっきり発音する.

⑤その場にふさわしい身なりやしぐさを心がける.

⑥聞き手および聞き手の意見に対して敬意を表す.

⑦議論の要点をおさえ, 明確かつ客観的に進めていく.

⑧自分の感情をコントロールする.

カンファレンスの種類 (表1)

表1 カンファレンスの種類

種類	目的
チームカンファレンス	チーム医療の連携や提供している治療, ケアの質を高める.
倫理カンファレンス	個別の患者ケアに関する倫理的ジレンマを取り扱い, 治療やケアの方向性を臨床倫理の視点で検討する.
ケアカンファレンス	多職種間でよりよい医療, 看護, 福祉などを提供するために, 関係者が集まって情報の共有と方向性を明確にする.
退院前カンファレンス	入院医療機関がもっている患者の情報を, 在宅支援者へ提供するとともに患者や家族の安心感を育む.
デスカンファレンス	亡くなった患者への看護について振り返り, 今後の看護援助に活かすこととともに医療者の精神的な健康を保つ.

カンファレンスの役割と機能

〈 企画調整者 〉

● 企画調整者はカンファレンスの運営を主体とする役割を担う. カンファレンスの種類によって担当者は異なるが, 多くの場合看護管理者や管理者に委譲された看護師が担うことが多い.

● 企画調整者は, そのカンファレンスの性質によって開催日程, 回数, テーマの決定や進捗状況の確認を行う役割がある.

● カンファレンスを実施する際は, テーマや目的を事前に参加者に周知し, 議論に必要な資料などがある場合は, その準備も行っておく.

〈 司会者 〉

● 司会者の役割は時間の管理である. 開始時にテーマ・目的・流れ・時間などに関してオリエンテーションを行うことも重要な役割である.

● 参加者が時間内に安心して参加でき, テーマや目的から議論が離れていかないように進行する.

● カンファレンスによっては, 参加者に意見を振ったり, 順番に発言を促したりすることも必要である.

〈 ファシリテーター 〉

● 参加者が発言を許容され, 安心して発言できるような雰囲気づくりを行う.

● 参加者個々に「気づいたこと」「感じたこと」が意識できるようにサポートを行う.

● 参加者から出た意見を整理したり, まとめたりすることも重要な役割であり, 意見の対立が生じる場合などにおいても, その対立をコントロールして目的の達成を支

援する.

〈 参加者 〉

●カンファレンスはテーマによって事前に固定した参加者で開催する場合と開催日に参加できる関係者で構成される場合がある.

●看護援助に関するカンファレンスであっても，多職種にも参加をしてもらうことは，患者のニーズをくみ取った看護援助を行ううえでも大切な要素となる.

●参加者はテーマに関心をもって，感じたことや疑問点，改善策などがあれば積極的に発言するように心がける.

〈 記録係 〉

●どのようなカンファレンスでも記録しておくことが重要である.

●カンファレンス中の会話を見直すことが望まれる場合などは，逐語録に起こして記録することもあるが，基本的には要点をおさえて，記録する作業に時間がかからない方法が望ましい.

引用・参考文献

1) アーネスティン・ウィーデンバックほか（池田明子訳）：コミュニケーション—効果的な看護を展開する鍵—，日本看護協会出版会，1979

Memo

5 精神科における コミュニケーション

目的

● 患者に直接かかわることで患者の感情, 反応, 態度, 状況などといった情報を収集し, 患者理解につなげたり, 病状や健康状態を査定し評価する.

● 看護における関係性は単なる対人関係ではなく, 患者と看護師との相互作用に基づいた対人援助関係であり, コミュニケーションを活用することで構築される.

精神科看護のコミュニケーション

● 患者 - 看護師関係のなかでは, コミュニケーションを活用して関係を構築していくが, 患者とのかかわりのなかではいろいろな感情が生じてくる.

● 患者と看護師の関係は本質的に専門的な援助関係であり, その関係は患者のために確立するものであって, コミュニケーションをはかる目的は, 患者の健康回復という利益を守るためである.

● この関係性においての利益は一方的に患者側にあるものであって, 看護師が自分のためにそのなかから何かを得ようとする社交的な関係や友人的なかかわりではない.

● しかし, 精神疾患患者は人とのかかわりに支障をきたす特徴があるため, 関係性の構築は簡単なものではない.

● そのため, 看護師のコミュニケーションスキルには, 目標指向性を明確にもち, 共感的姿勢を保ち, ときに関係性のなかで生じるストレスに耐える力 (トレランス) が要求される.

精神科看護のコミュニケーションスキル

- まず何をおいても疾患や障害を正しく理解しておくことが不可欠である．かかわりを拒否する反応があったとしても，その背景にある疾患の特徴が異なれば，コミュニケーションのはかり方は異なってくる．

- 精神障害者は，精神疾患のために「他の人と違う」イメージをもたれることがあるが，それらは知識不足に伴う先入観である場合が多い．その患者の人格と個性を尊重したかかわりによって，関係性を深めていくことができる．

- 自分の心の状態を認知することが重要であり，さまざまな感情が生じていることを自覚することで，患者の気持ちを感じとれるようになる．

- 刺激に過敏で傷つきやすい患者に対して，揺れながら回復していく過程を否定的にとらえず，寄り添いながら安心できる関係性を構築していく．

Memo

- 基本的にオープンクエスチョンを用いて，患者の思いや考えを大切にするが，統合失調症などの自閉的な傾向が強い疾患などにおいては，患者を混乱させないよう具体的な提案や方向性を示すことも大切なアプローチである．

- 相手の発言を繰り返す（リフレージング）ことで，患者自身が発した内容が確認でき，安心感に結びつく．認知症の患者へのアプローチに有効なコミュニケーション方法である．

- 幻覚妄想状態を呈している場合に関しては，訴えている内容自体は現実の世界で起きている出来事ではないにせよ，患者が症状によって強い不安感や恐怖心を抱いていることは事実である．患者の気持ちの部分にしっかりと共感をもって接していく必要がある．

- 衝動的なパニック症状を伴う患者の多くは，パニックにいたる前に表情や言動や動作に前駆症状（チック，目がうつろになるなど）が出現している．このような患者の症状に伴う特徴を把握しておくことも重要なコミュニケーションスキルである．

Memo

6 セルフケア支援

目的

● 患者の生命や健康および安寧を維持するために必要な
　セルフケア活動を支援する.
● 病気や障害だけでなく, 人の生活活動そのものに焦点
　をあてた支援を行う.

概要

〈 セルフケアとは 〉

● セルフケアとは, 人が生命や健康を維持するために,
　日常生活のなかで自分自身のために積極的に行う実践
　活動 (自己決定能力) のことをさす.
●「セルフ」という言葉には自分で行える行為などの意味
　があり, 「ケア」には人と人とのかかわり合いのなかで相
　互依存的な意味が含まれている.
● セルフケアが自立している状態とは, 日常生活のなかで
　「自分で行えること」と「人に適度に助けてもらうこと」
　のバランスをはかりながら, 自分自身の生活活動を遂
　行できる状態にあることをいう.

〈 看護過程の特徴 〉

● 患者が自分でセルフケア活動を遂行できないときに,
　不足しているセルフケア要素を査定し, そのニーズを補
　う (図1).

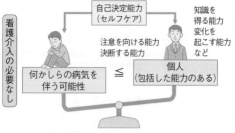

人は常に病気や障害を伴う可能性のある環境の中で生きているが，個人のセルフケア活動が維持されていれば健康上の問題はない

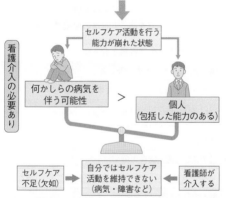

図1　セルフケア看護アプローチの査定

- ニーズをどのように満たすかは基本的に患者主体で判断されるものであり，患者が自分のニーズを表現できない場合においても，看護師はさまざまな選択肢や考えを提示して，患者の意思を尊重する．
- 患者の生活活動の遂行能力と限界について査定し，効果的で効率的な援助方法と看護システムを選択する．

〈 患者の特性を知るうえで必要な情報 〉

● 年齢・性別・成長・発達レベル・ライフスタイル・健康状態・社会・文化的な特徴・人とのかかわりと援助能力などの情報を収集することで，患者の基本的な特性を把握する.

〈 普遍的なセルフケア要素を査定する 〉

● 人が日常生活を営むうえで直接的に必要な基本的ニーズであり，セルフケア支援では表1に示す要素（ニーズ）に看護アプローチの焦点があてられている. 病気や障害に関心を向けながらも内的な精神機能ではなく，人間と環境の接点に焦点をあてて看護の必要性を査定する.

表1 普遍的セルフケア要素と介入例

①空気・水・食物の十分なバランス
【例】食行動への強迫観念から"食事がとれない"

②排泄の過程と排泄物に関するケア
【例】幻聴によって認知機能が障害され"トイレを使うことができない"

③体温の調整と個人衛生の維持
【例】亜昏迷状態を呈していることで"入浴することができない"

④活動と休息のバランスを保つ
【例】抑うつ状態に伴い，"昼夜逆転している"

⑤孤独とつきあいのバランスを保つ
【例】見捨てられ不安が生じることで"安定した対人関係を築けない"

⑥生命と安寧に対する危険防止
【例】自傷行為が繰り返されることで"自身の安全が守れない"

（オレム・アンダーウッド理論の普遍的セルフケア要素を用いて作成）

〈 セルフケアに対する援助方法と看護システム 〉

- セルフケア不足が生じたときには，セルフケア要素を満たすための援助方法が選択される．患者の状態に応じて，①他者に代わって行動する，②指導・方向づける，③教育する，④支持する，⑤発達を促進するための環境を提供する，という5つの手段を用いるが，1つの方法で実施する場合もあれば，組み合わせて実施する場合もある．

- 看護システムは，患者のセルフケア要素が満たされるように，患者と看護師が相互に行為するレベルを示したものである（図2）．

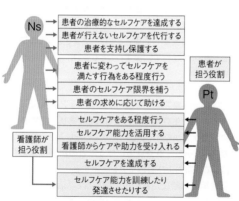

図2　セルフケアの看護システム

ケアの実際

〈 急性期 〉

- 病態像によっても異なる特徴がみられるが，精神疾患の急性期は不安や緊張，敏感さが強まり，自我機能が極度に弱まった時期である．

- 生活活動が遂行できないだけではなく，意思疎通や感情表出もままならないため，心身の安全の確保が優先される．
- 重症度の判断や救急処置など，迅速かつ的確な支援を行う．

【セルフケアの視点】
- 急性期では，普遍的セルフケア要素が全般的に不足した状態を呈する場合が多い．とくに生理的欲求や安全欲求が充足できないことに注意して，心身の安全と安寧を保つケアを最優先に実施する．
- 急性期であっても，セルフケアが保たれている生活活動に関しては過度な介入をしないように注意する．
- 意識や認知機能の回復とともに，さまざまなセルフケア活動が同時進行で回復することも多い．

【ケアのポイント】
- 「空気・水・食物」と「排泄」のセルフケア要素は，人間の基本的な生存機能に必要なものであり，食物の摂取や排泄ケアができている，できていないという判断だけでなく，その行為や反応に伴う患者の精神機能にも着目して観察および看護ケアを実施する．
- 急性期では昼夜逆転や不眠傾向など「活動と休息のバランス」に支障をきたしやすいため，睡眠への対応はきわめて重要である．睡眠の質・量を観察しながら，入院環境内で過度な刺激が加わらないような環境調整も重要な看護ケアとなる．
- 安全を保つ能力はすべてのセルフケア要素に包含されているものではあるが，精神疾患の急性期においては，自傷・他害の可能性を査定する必要があり，「生命と安寧に対する危険の防止」に関しては，注意深い情報収

集が求められる.

〈 回復期 〉

- 精神症状の安定とともに，内発的動機づけや情緒的反応が確認されるようになる.
- 時間に関する連続性の感覚が回復し季節が感じられるようになるなど，過去の体験と現在の状況が結びつくようになる.
- 寛解状態にいたっておらず，突発的な出来事に心が大きく揺さぶられることがあるため，個人に固有のテンポがあることを理解しておく必要がある.

【セルフケアの視点】

- 精神症状が安定していても，生活活動を遂行する能力が十分に回復しているとはかぎらないため継続したセルフケア要素の査定が必要である.
- 看護援助としては，支持・教育的なアプローチが主要なものになるが，患者の自己決定を支援しながら，看護師が補う必要がある患者のニーズを詳細に査定したうえで看護ケアを実施していく.
- 今後患者が生活する環境やコミュニティを把握したうえで，看護システムを査定する.

【ケアのポイント】

- 社会的，文化的背景によって異なるものの，多くの患者は日ごろの生活のなかで「活動と休息のバランス」の維持に困難をきたしている傾向がある. “入院環境では自立しているため介入しない”または“日々の活動性が低いためしっかりと活動を取り入れる”といった両極端な査定ではなく，患者の実生活に即した看護ケアを心がける.

- 社会性の障害や感情の障害によって，回復後も「孤独とつきあいのバランス」に課題を呈する患者は多い．長期的に看護ケアが求められることを想定して，継続性のあるケアプランを立案する．
- 患者は看護師との補完関係によってニーズを充足していくため，援助に依存しやすくなることがある．看護師は患者の自立と依存のバランスを見極めながら，セルフケアの再獲得を支援する．

Memo

7 MSEの査定

目的

- MSE (メンタル・ステータス・イグザミネーション) は「精神的現在症の査定」といわれるもので、「患者の精神機能や精神症状に関する自覚的症状や他覚的な所見をアセスメントするための枠組み」のことである.

- セルフケア活動を脅かす要因を理解するためには、精神機能や病理を査定して理解する必要がある.

概要 (表1)

表1　MSEの項目とアセスメント内容

項目	アセスメント内容
意識	意識とは自分自身のことや周りの環境を認識し、外界に表出することのできる認知機能である. 意識が障害されると意識の明瞭さが低下する意識混濁、注意の広がりの障害である意識狭窄などを起こす.
記憶	記憶とは、さまざまな情報を脳内に保存し再生する機能である. 記銘、保持、再生、再認の4つの段階がある. 記憶障害には、新しい出来事を記銘できない記銘力の障害、ある特定の期間のことが追想できなくなる健忘、自分の置かれている環境 (日時、場所、人物など) が正しく認識できなくなる見当識障害などがある.
知覚	知覚とは、感覚器官から外界の情報をとらえ、それの意味を知ることをさす. 知覚の障害には錯覚と幻覚があるが、錯覚は「ある物を間違ってとらえること」であるのに対して、幻覚は「ない物をあるととらえる」という点で違いがある. 幻覚は精神疾患の診断基準の1つとなり、幻視、幻聴、幻嗅、幻味、体感幻覚などがある.

表1つづき

思考	思考は，言語を媒介として，目標に到達するために概念・言葉を操作することである．思考障害には，考えが突然途切れてしまう思考途絶や考えが滞ってしまう思考静止などの思考過程の障害，誤った考えや意味づけに異常な確信をもち訂正できない妄想状態のような思考内容の障害がある．
気分と感情	気分・感情は，人やものなど外的，あるいは内的な環境に関連した自己の状態であり，言語や行動によって，外部に表出されるものである．気分・感情の障害では，抑うつ気分や多幸感，統合失調症にみられる感情鈍麻（感情の平板化）や両価性もこの項目に該当する．
欲動と意思	欲動とは何かをしようとすることで，意思とは欲動を抑制したり推進したりすることをさす．欲動が亢進すると精神運動性興奮，衝動性・攻撃性の亢進，衝動的な自傷・他害などの行動に発展することがある．一方低下すると，意欲減退，無為，自閉的な生活，自発性の低下，長時間同一姿勢のままでいるカタレプシー，常同症などが起こることもある．
知的機能	知的機能とは，脳でさまざまな情報を適切に処理する能力のことをさす．知能が障害される疾患では精神遅滞，認知症などがあるが，うつ病などでも，計算や記憶などの機能が一時的に低下することがある．
判断と洞察	判断とは，ある事態を正確に評価しその状況下で適切に行動する能力のことで，洞察とは，状況の原因や意味を理解する能力のことをいう．低下すると，認識（病識など）が欠如したり，行動や衝動などを抑制することができなくなることもある．

【重症度の目安（その患者を理解するうえでその症状の重要度の目安）】
・重：症状により日常生活に大きな支障をきたしている．
・中：症状により日常生活に明らかな支障が出始めている．
・軽：症状はあるが日常生活にほとんど支障をきたしていない．
・無：精神症状も精神機能の低下もみられない．

8 隔離・身体的拘束時のケア

法律上の定義[1]

〈 隔離 〉

【基本的な考え方】

- 患者の隔離は，患者の症状からみて，本人または周囲の者に危険が及ぶ可能性が著しく高く，隔離以外の方法ではその危険を回避することが著しく困難であると判断される場合に，その危険を最小限に減らし，患者本人の医療または保護をはかることを目的として行われるものとする.

- 隔離は，当該患者の症状からみて，その医療または保護をはかるうえでやむを得ずなされるものであって，制裁や懲罰あるいは見せしめのために行われるようなことは厳にあってはならないものとする.

- 12時間を超えない隔離については精神保健指定医の判断を要するものではないが，この場合にあってもその要否の判断は医師によって行われなければならないものとする.

- なお，本人の意思により閉鎖的環境の部屋に入室させることもあり得るが，この場合には隔離にはあたらないものとする. この場合においては，本人の意思による入室である旨の書面を得なければならないものとする.

【対象となる患者に関する事項】

- 隔離の対象となる患者は，主として次のような場合に該当すると認められる患者であり，隔離以外によい代替方法がない場合において行われるものとする.
  ①他の患者との人間関係を著しく損なうおそれがあるな

27

ど，その言動が患者の病状の経過や予後に著しく悪
　　く影響する場合

②自殺企図または自傷行為が切迫している場合

③他の患者に対する暴力行為や著しい迷惑行為，器
　物破損行為が認められ，他の方法ではこれを防ぎき
　れない場合

④急性精神運動興奮等のため，不穏，多動，爆発性
　などが目立ち，一般の精神病室では医療または保護
　をはかることが著しく困難な場合

⑤身体的合併症を有する患者について，検査および処
　置などのため，隔離が必要な場合

〈 身体的拘束 〉

【基本的な考え方】

● 身体的拘束は，制限の程度が強く，また，二次的な身
　体的障害を生ぜしめる可能性もあるため，代替方法が
　見出されるまでの間のやむを得ない処置として行われる
　行動の制限であり，できる限り早期に他の方法に切り
　替えるよう努めなければならないものとする．

● 身体的拘束は，患者の生命を保護することおよび重大
　な身体損傷を防ぐことに重点を置いた行動の制限であ
　り，制裁や懲罰あるいは見せしめのために行われるよう
　なことは厳にあってはならないものとする．

● 身体的拘束を行う場合は，身体的拘束を行う目的のた
　めに特別に配慮して作られた衣類または綿入り帯等を使
　用するものとし，手錠などの刑具類や他の目的に使用さ
　れる紐，縄その他の物は使用してはならないものとする．

【対象となる患者に関する事項】

● 身体的拘束の対象となる患者は，主として次のような
　場合に該当すると認められる患者であり，身体的拘束

以外によい代替方法がない場合において行われるものとする.

①自殺企図または自傷行為が著しく切迫している場合

②多動または不穏が顕著である場合

③①または②のほか精神障害のために，そのまま放置すれば患者の生命にまで危険が及ぶおそれがある場合

（2023年11月現在の告示第130号を参考）

【行動制限の基準の「基本的考え方」】

●身体的拘束は，「切迫性」「非代替性」「一時性」の3つの要件すべてを満たし，かつ，それらの要件の確認等の手続きが極めて慎重に実施されているケースに限られる.

1. 切迫性
   本人（または他者）の生命または身体が危険にさらされる可能性が著しく高い場合

2. 非代替性
   隔離・身体拘束以外に代替する手段がないこと

3. 一時性
   隔離・身体的拘束が一時的なものであること

【代替法の例】

●心理的介入によるディエスカレーション
   心理学的知見をもとに言語的・非言語的なコミュニケーション技法によって怒りや衝動性，攻撃性をやわらげ，患者を普段の穏やかな状態に戻す方法.

●タイムアウト
   自室や刺激の少ない施錠のない空間を用意して，一定の時間（一般的には1時間程度）を設定し，興奮をしずめ，回復や休息，静穏化を促進する.

- コンフォート・ルームの使用

  興奮や不穏状態に対して，感覚刺激を取り入れた「感覚調整室」を利用してリラクゼーションを図る手法.

- 薬物による反応

  代替法として心理的介入・環境調整がまず試されるが，それらが無効，あるいは有害な場合においては，薬物療法も含まれる.

- 付き添いや見守りなど人的対応

  CVPPPのチームテクニクスに代表される，徒手的な身体制圧技術を用いる.

行動制限に関する留意点

- 患者の生命の危機にかかわるほど切迫しており，行動を制限する以外の方法では危険が回避できないと判断される場合に精神保健指定医の判断に基づいて実施され，行動制限は常に最小限でなければならない.

- たとえ患者の生命を守るためであっても，行動制限によって合併症，外傷，二次障害等を生じさせる可能性があることをしっかりと認識し，手厚い援助が必要となる（表1）.

- 観察の頻度は機械的・一律的に決められるものではなく，常に注意深く観察を行い記録しておく.

- 隔離で保護室を使用している際は，過度な刺激を与えない配慮を行いながら複数名で対応することが望ましい.

Memo

表1　隔離・身体的拘束に伴う患者のリスク

- 運動障害
- 深部静脈血栓症
- 低栄養状態
- 便秘
- 尿路感染症
- 皮膚損傷（褥瘡含む）
- 身体的外傷
- 拘禁反応
- 心理的外傷（トラウマ含む）　など

行動制限最小化のための組織的対策[2]

〈 患者本位のケア 〉

- ●「患者の生命を守るためにやむを得ず実施する一過性の手段」であるという認識を組織で共有する.
- ●患者の行為の背景に目を向けるよう努め, そこで得た情報をケアに反映する.

〈 病院・組織ぐるみの取り組み 〉

- ●組織の幹部が行動制限最小化に向けて, 強力なメッセージを打ち出すとともに, 現場の取り組みを組織的に支援する.
- ●部署の管理者が現場と組織の橋渡しとなり, 組織一体となって取り組めるよう調整役を務める.

〈 院内コミュニケーションの円滑化 〉

- ●カンファレンスや研修会を通して, 院内のコミュニケーションの強化をはかる.
- ●多職種で意見交換を行う場を設け, 互いの専門性を活かして隔離・身体的拘束を解除するための方法を検討する.

〈 スタッフのスキル向上 〉

● 行動制限最小化マニュアルを用いて定期的に研修会を実施し，スタッフの倫理的感受性やスキルの向上に努める．

● 現場スタッフの抱えるジレンマを含むさまざまな心理的反応を分析し，行動制限最小化に前向きに取り組めるよう支援する．

引用・参考文献

1）厚生労働省：精神保健及び精神障害者福祉に関する法律第37条1項の規定に基づき厚生労働大臣が定める基準（告示第130号）
2）野村総合研究所：厚生労働省令和4年度障害者総合福祉推進事業，精神科医療における行動制限最小化に関する研究報告書，令和5年3月

Memo

9 服薬指導

目的

● 患者に薬物療法の重要性を認識してもらうため，薬剤とその服用量・服用時期，服用方法，ならびに薬理効果などを説明し，アドヒアランスを高める．

● 基本的に薬剤師が医師の指示に基づいて実施する薬剤管理指導業務である．

服薬指導の実際

● 服薬指導は，患者の現在までの治療計画，ケアのプロセス，生活背景など多くの情報を基づいて，対象を十分に把握したうえで実施される．

● 具体的には，服薬の目的と意義を説明し，用法や用量，副作用の確認，服用方法の注意点，飲み忘れなどの患者の課題について指導を行う．

● とくに副作用については，誤解を生じさせることなく安心感を育み，薬物療法が継続できるように支援する必要がある．

● 患者は薬を服用すること自体に不安を抱えていることがある（自覚的服薬体験）．患者の心配事や困りごとに耳を傾け，不安に寄り添うことは，服薬指導において欠かすことのできない援助である．

● 服薬習慣は食生活や睡眠習慣などの影響を受けやすい．そのため，生活習慣によって薬の飲み忘れが起きている場合などは，生活指導を行うことも重要な援助をとなる．

● 服薬自己管理のための指導は，お薬手帳を1冊にまと

めることや服薬カレンダーを用いることも有効な方法である.

- ●患者自身で管理が難しい場合は, 家族などが行えるよう指導を行う.
- ●患者の状態が悪い場合は, 指導を延期するなど適切な時期に指導を行う.
- ●医師の治療方針の妨げになるような言動は厳に慎む.

看護師が実施する服薬指導ポイント

- ●医師の治療方針や薬剤師の指導を踏まえて, 薬物療法の重要性を正しく認識し, 同時に副作用や服薬に伴うリスクについても把握しておかなければ, 服薬指導を行うことはできない.
- ●服薬についての具体的な看護計画を立案し, 観察項目, ケアプラン, 教育指導プランを作成する(表1).
- ●看護師は患者が安全に正しく服用できることを目的とし, 精神症状や身体症状の変化にも着目して観察する必要がある.
- ●思考障害や認知障害などによって, 規則正しい内服が続かない場合は, 医師に報告をして, 薬のタイプや用法を変更するなどの提案も必要となる.
- ●複数の薬を服用することで副作用を起こすポリファーマシーにも注意する.

表1 服薬指導内容例

・アドヒアランスの状況確認	・併用禁忌等のチェック
・効能効果の説明	・患者からの相談事項
・副作用の発現状況	・退院指導(入院時)
・重複投与のチェック	・モニタリング　など

基本的ケア

10 心理教育

目的

- 受容しにくい問題（疾患や障害など）をもつ人たちに，正しい知識や情報を伝える．
- 病気や障害の結果もたらされる諸問題・諸困難に対する対処法を習得してもらう．
- 知識や対処方法を使って当事者が主体的な療養生活を送れるように支える．

心理教育の特徴

- 心理教育プログラムは，大きく分けて「教育プログラム」と「対処技術習得のプログラム」の2つの構成要素を用いて，個人や集団，患者本人や家族を対象に実施される．
- 病気の特徴や治療方法，回復過程を知ることで病気に対する理解を深め，今後の日常生活での対処方法や再発防止について学ぶことができる．
- また，主体となる治療に心理教育を導入することで，患者が自ら抱えた困難を十分に受け止め，主体的に療養生活を選択し決定できるように支援することができる．
- 一般的に患者の家族を対象とした心理教育も行われており，家族との治療同盟の形成によって，患者に過度な干渉や保護が和らぎ，患者-家族関係の安定につながることが期待されている．

対象疾患

● 統合失調症，双極性障害（躁うつ病），うつ病，発達障害，パーソナリティ障害など幅広く適応可能である．

期待される効果（表1，2）

①服薬管理を含めた自発的な治療意欲の向上（動機づけ）
②症状などへの対処行動の強化（再燃予防）
③自己管理を土台にした，社会生活技能の向上（社会復帰）

表1　心理教育の内容の例

- 病気についての知識や予防
- 服薬自己管理モジュール
- 感情の自己理解・他者理解
- 感情コントロール（アンガー・マネジメントなど）
- ストレスマネジメント
- 社会生活スキルトレーニング（SST）
- アサーショントレーニング
- 災害時のストレス対処トレーニング
- 元気回復行動プラン（WRAP）　など

Memo

表2 服薬自己管理プログラムの例

【対象者】入院患者　【人数】1グループ10名以内
【回数】：全8回/1回1時間

第1回	服薬教室の目標について知り，自己評価チェック表の使用方法を学ぶ
第2回	薬の体内動態，薬物血中濃度など，薬の基礎知識を知る
第3回	向精神薬について知る（用法・用量・効果・副作用など）
第4回	薬の服用中止による再発の危険性について知る
第5回	薬の剤形と服薬自己管理方法について知る
第6回	正しい薬の飲み方のルールと飲み忘れたときの対処法について知る
第7回	モジュールビデオを用いた質疑応答とロールプレイ（宿題設定と実施）
第8回	宿題の報告とフィードバック（宿題の再設定と実施）

Memo

11 家族支援

目的

● 家族が抱える援助負担などを軽減し，それによって患者にとってもよりよい援助を受けられる環境をつくることにある．

● 現在の課題を家族が解決したり，ストレスへの対処能力を高めたりすることで，家族内のストレスを軽減し，患者の健康回復を促進させる．

家族支援の大切な側面

● 家族は，その構成員どうしがさまざまな相互作用を生みながら営んでいる集団であり，家族の健康を維持する能力は，家族が1つのシステムとして機能しているという性質がある．

● 家族は患者を支えて生きており，対象者の支援の充実が同時に家族への支援につながる．家族は常に「患者に対する尊厳あるケア」を望んでおり，このニーズが家族支援においての核となる．

● 患者を支えながらも家族も自分の人生を歩んでいる．援助を伴わなければ起こらなかったであろう家族の健康不安，経済的負担，家族自身の夢・希望の挫折など，患者への支援だけでは，その後の継続した支援に結びつけることができない．

家族機能のアセスメント

● 患者と家族の生活する環境や営み方は，非常に個別性

に富んだものである.

● 看護師はその個別性を尊重しながら, 家族が課題として認識していることや, 潜在的な課題をアセスメントし, 患者と家族が健康的に生活していけるように支援を行っていく(表1).

● 家族の関係性については, 患者と家族を取り巻く環境と構成員間の関係性を客観的に把握することが必要であり, 関係図(ジェノグラム・エコマップ)を活用することなどは, 有効な方法である(図1).

表1　家族関係のアセスメント

- 家族の抱えている問題を知る
- 家族の間にある規則を知る
- 家族と外界とのかかわりを知る
- 家族内の仕組みと力関係を知る
- 継続的なアセスメントと分析

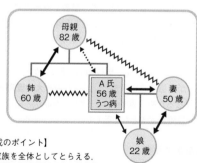

【作成のポイント】
- 家族を全体としてとらえる.
- 外側の枠で同居している家族を示す.
- 男性は□, 女性は○で示す.
- 矢印や線の形状と太さは関係性を示す(実線は関係良好で, 太さが関係性の強さを表す. 点線は関係性が希薄, 波線は衝突や葛藤が生じているなど).

図1　ジェノグラム・エコマップ

家族への支援

〈 情報提供と意思決定支援 〉

- 患者と家族の意向を尊重しながら，実現可能かつ妥当な支援目標を設定する必要がある．
- 家族は患者と生活する家庭でさまざまな課題が浮上し，そのつど判断を迫られる状況に直面する．
- 看護援助以外にも患者や家族にとって利用価値のあるサービスは存在するため，本人たちの意思決定に基づいて，判断しやすい状況，選択しやすい状況が整えられるように支援する必要がある．

〈 相談機能と支持的援助 〉

- 困難に直面した患者や家族は，周囲に相談のしづらさを感じたり，どこに相談してよいかわからない場合が生じる．
- 相談しやすい環境づくりとして，患者や家族に対して利用しやすい相談窓口や機関に関する情報提供や困難が生じた際の対処行動を具体的に指導することも必要である．
- 家族の対処行動には，構成員のコミュニケーションのあり方が影響する．家族一人ひとりの考えや理解の仕方は異なるため，家族のニーズをくみ取り，受け入れやすい対処行動をともに考えていく必要がある．

〈 家族関係の調整 〉

- 家族関係の調整は，患者や家族の健康問題，日常生活の質，人間関係の質などの側面から把握していく必要がある．
- 家族構成員の1人に大きな負担がかかっている場合もあるため，今後の危機を予防する観点からも危機に直

面する状況を把握しておく必要がある.

● 家族がどのように今までの危機を乗り越えてきたかをアセスメントしておくことは,家族間の相互作用が生む強みや弱みを知る材料になる.

● とくに新たな支援方法を検討する際は,個々の能力,意欲,情緒的反応,役割分担などを再調整し,社会資源を活用してその機能を補うなどの工夫も取り入れながら一緒に考えていく必要がある.

Memo

12 トラウマ・インフォームド・ケア(TIC)

定義

- TIC (trauma informed care) とは，個人が受けたトラウマの影響を理解し対応することに基づき，対象者や支援者へ関心・配慮・注意を向けたかかわりをすることである.

- 問題行動の背景には，過去のトラウマなどによる慢性的な過覚醒があり，なぜそのような行動が起きているのかを可視化（メガネの役割）するのが，TICのアプローチである.

トラウマケアの3段階 (図1)

- インフォームドとは，「理解している・前提にしている」という意味であり，TICはトラウマを理解したかかわりをさしている.

- 例えば「風邪をひくこと」については，その原因を知っていることで予防することができるようになるのと同じように，「気持ちを表出できない人」は「気持ちの表出を許されなかった人」であると理解すれば，不安や恐怖による過覚醒の状態だと理解することができる.

Memo

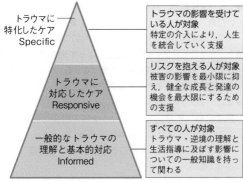

図1 3段階のトラウマケア

（野坂祐子：トラウマインフォームドケア"問題行動"を捉えなおす援助の視点．p.87，日本評論社，2019より引用）

トラウマケアの3段階（ピラミッド図内）:

- トラウマに特化したケア Specific：トラウマの影響を受けている人が対象 特定の介入により，人生を統合していく支援
- トラウマに対応したケア Responsive：リスクを抱える人が対象 被害の影響を最小限に抑え，健全な成長と発達の機会を最大限にするための支援
- 一般的なトラウマの理解と基本的対応 Informed：すべての人が対象 トラウマ・逆境の理解と生活指導に及ぼす影響についての一般知識を持って関わる

トラウマケアを基盤とした4つのR（表1）

● TICを推進する米国保健福祉省薬物乱用・精神衛生サービス局（SAMHSA）は，TICを4つのRで説明している．

表1 4つのR

①Realize：トラウマについての知識をもち
②Recognize：どんな影響を受けているか確認して
③Respond：適切な対応をすることで
④Resist re-traumatization：再トラウマを予防する

トラウマの影響を理解する3つのE（表2）

表2 3つのE

①Event（s）：どんな出来事であったのか
②Experienced：どんなふうに体験したか
③Effect（s）：どんな影響が起きているのか

- トラウマ体験は，否認して話すことができないことも多いため，語らせることに重点を置く必要はなく，その出来事に理解を示してねぎらうことが大切である．
- トラウマはトラウマ反応や症状によって現れていることが多く，「ぼーっとしている」，「急にキレる」といった言葉で表現されたりするため，周囲の人に誤解されやすい．
- また，トラウマの被害時にできなかった対処行動（人を試す行動，挑発的な態度など）を別の機会に再演することもあり，このような再演に支援者は，自身のトラウマ体験が刺激され「情緒的巻き込まれ」が生じることも少なくない．
- 支援者は，対象者の言動が自身のリマインダーになることを自覚して，再演を防ぐことも大切なケアとなる．

精神科病院におけるTIC

- 精神疾患患者の多くは，発病にいたるプロセスのなかで何かしらのトラウマ体験を伴い，現在の入院治療にいたっているため，介入直後からTICの考えに基づいた支援が求められる．
- 入院治療初期は，思考障害や知覚障害に伴い，自身で状況を判断できない状態に陥っている場合においても，患者にとって急性期での治療や看護を通した体験が新たなトラウマ体験に結びつかないよう，安全に配慮したかかわりを心がけ，環境整備を行っていく．
- 急性期以降は，治療環境に慣れて日常性を獲得できるように支援していく．この段階で，治療と同時進行で生活環境における見立てとTICが協働して進められることが望ましい．
- TICを実践するためには，看護師自身のメンタルヘルスが保たれていることも重要である．看護師は，日々の

業務のなかで多くの人（患者や職員など）から感情を投影され，受け止め，処理をするという心理的作業を行っている．

- 看護師が職務の遂行によって生じるトラウマもあるのだということを理解して，医療チーム（患者を含めた）で安心できる環境を整えることが望まれる．

引用・参考文献

1) 野坂祐子：特別な配慮を要する家庭．子ども家庭支援の心理学（白川佳子ほか編）．p.152-162，中央法規，2019
2) 野坂祐子：トラウマインフォームドケア：公衆衛生の観点から安全を高めるアプローチ．トラウマティック・ストレス17（1）：80-90，2019

Memo
_____
_____
_____
_____
_____
_____
_____
_____
_____

13 入退院支援

目的

● 入院前または入院早期から，多職種連携による支援を行い，退院後も住み慣れた自宅や施設などの療養環境で安心して生活が送れるように支援する．

概要

● 精神疾患を有する患者の数は増加傾向にあり，傷病別の患者数では脳血管疾患や糖尿病を上回るなど，国民にとって身近な疾患となっている．

● 精神障害の有無や程度にかかわらず，誰もが地域の一員として安心して自分らしい暮らしをすることができるよう，医療，障害福祉・介護，住まい，社会参加（就労），地域の助け合い，教育が包括的に確保された「精神障害にも対応した地域包括ケアシステム」の構築が推進されている．

● これからの精神科医療においては，在宅から入院中，そして退院後の外来・在宅まで切れ目のない支援が必要不可欠である．

入退院支援のポイント

〈 入退院時に疾患や障害，暮らしを支える情報を多職種で共有する 〉

● 入院前生活状況，家族状況，継続中の医療，介護認定や福祉・介護サービスの利用状況，今後の生活に対する意向などについて，多職種と連携をはかって情報

を共有する（表1）.

● 入院早期に患者の状況を把握するとともに退院困難な要因があれば，その状況を確認する（表2）.

〈 治療および援助の方向性を共有するカンファレンスを開催する 〉

● 入院にかかる課題の明確化と支援の必要性の確認・共有を行うため，各職種が支援計画を立案し，包括的な支援デザインを組み立てていく.

● とくに看護師は，身体症状・精神症状・セルフケアの評価（GAF，WHODAS，MSEなどの評価およびセルフケア要素，日常生活自立度評価など）を中心としたアセスメントを行い入院時の支援計画を立案する（図1）.

〈 退院後の支援者を交えて再発予防に向けたケア計画を共有する 〉

● 退院時の受け入れ環境を確認し，在宅の支援者へ入院治療で実施している医療，生活援助，服薬指導，日常生活指導などの情報を提供し，残された支援課題を共有して，退院後のケアプランを立案する.

● 退院時サマリーを作成し，引き継ぐ支援者の存在，サービスの利用方法，継続した相談支援などについて，患者や家族などのニーズをくみ取り，ていねいな説明を行う.

Memo

表1 入院時のスクリーニング例（患者の状態像）

病名		入院前の生活	□同居 □独居 □施設 □その他	
介護認定	□なし □要支援1・2 □要介護1・2 ・3・4・5	医療サービス 社会福祉サービス等	□なし □あり（　　　　　　　　）	

該当する項目にチェック. 該当項目が3つ以上または, 6, 7, 8のいずれか1つにチェックがある場合は, 医師の医学的判断を求める	チェック
1	自宅に引きこもっている	
2	日頃よりも人との接触が著しく減少している	
3	精神症状が顕著化している （思考障害・知覚障害・気分の変調など）	
4	身体症状が顕著化している （循環器系・呼吸器系・消化器系など）	
5	家族や周囲の支援者等の援助がなければセルフケア 活動を持続できない（栄養・休息等）	
6	服薬等の治療が継続できない, また中断している	
7	周囲への警戒心が強く, 落ち着きなく興奮している 状態にある（不穏状態）	
8	自傷・他害がある, またはその可能性が高い	
9	本人の意思決定が困難である	
10	入退院を繰り返している	

表2 退院が困難な患者例

①治療抵抗性統合失調症や身体合併症, 認知症のいずれかである
②緊急入院である
③要介護認定が未申請である
④家族または同居者から虐待を受けている, またはその疑いがある
⑤生活困窮者
⑥入院前に比べADLが低下し, 退院後の生活様式の再編が必要であること
⑦同居の有無にかかわらず, 必要な療育または介護を十分に提供できない状況にある
⑧入退院を繰り返している
⑨退院後に薬物療法等の継続的な治療が必要なこと
⑩その他患者の状況から判断して上記要因に準ずると認められるもの

		入院直前 1週間～数日前	入院前期 入院1週間～ 6週間	入院後期 入院7週間～ 10週間	退院移行期 入院11週間～ 12週間
診療目標・支援目標	希望	□本人の希望 □家族の意向 □治療方針の決定			
	目標状態像		□興奮状態緩和 □自傷他害の消失 □適度な休息と睡眠 □援助によって服薬が継続できる	□生理的なセルフケア能力が改善する □外出・外泊が行える □服薬自己管理ができる	□疾患や薬についての教育が受けられる □治療継続の必要性が理解できる □危機時の対処を理解できる □社会資源を活用できる
医療チームの支援	医師	□入院治療の必要性の判断	□治療内容と治療環境の設定	□治療内容と治療環境の設定	□患者(家族等)と共に退院後の治療方針の決定
	看護師	□関係機関との連絡調整 □外来との情報共有 □本人・家族等の意向確認	□心身の評価 (GAF,WHODAS) □MSE評価 □セルフケア評価 (理論活用) □生活自立度評価 □退院困難要因の評価 □多職種との情報共有	□心身の評価 (GAF,WHODAS) □MSE評価 □セルフケア評価 □生活自立度評価 □退院困難要因の評価 □多職種との情報共有	□患者(家族等)と共に退院後の治療方針の決定 □退院前訪問 □退院後関係機関との情報交換
	コメディカル		□心理検査(CP) □認知機能評価(OT) □薬剤副作用評価(MP)	□CBT実施(CP) □作業療法(OT) □社会資源活用検討(PSW)	□医療・福祉・介護等のサービスに関する試験的活用
行政等		□包括的支援マネジメントの判断	□地域移行支援カンファレンス	□地域移行支援カンファレンス	□地域移行支援カンファレンス

※PANSS又はMSに加え、MMSE、JART等、これに準じた評価が出来るものを用いて評価を行う

※隔離を必要とする場合は、看護師もPANSS-EC評価等、これに準じた評価が出来るものを用いて評価を行う

※作業機能に関する評価はMOHOの評価、COPM、CAOD、STOD等、これに準じた評価が出来るものを用いて評価を行う

図1　クリニカルパスを用いた入退院支援の流れと各職種の役割機能例

14 退院調整

目的

● 入院治療を行っている患者の健康回復と治療効果を見極めながら退院先を確保し、自律したその人らしい生活の回復と継続支援等の適用を考え、早期退院を目指した支援を行う.

概要

● 第6期障害福祉計画の国の基本指針では、精神障害にも対応した地域包括ケアシステムの構築を目指し、①地域における平均生活日数の増加、②精神病床における1年以上長期入院患者数の削減、③精神病床における早期退院率（入院後3か月，6か月，1年）の上昇が新たな成果目標とされた.

● 現在は入院治療の出口である退院支援の推進ではなく、退院後も住み慣れた家庭や施設などの療養の場で安心して生活が送れるように、入院時から在宅生活の準備を行う入退院支援が基本となる.

退院調整の流れ（図1, 2）

〈 退院支援スクリーニング 〉

● 入院直後から患者にかかわる関係者から情報を収集し、健康上の課題と支援ニーズを把握する.

● 地域生活の困難要因を調査し、どのような経過で入院にいたったため、地域生活が継続できなくなったのかを評価する.

※退院が困難な患者については，⑬入退院支援の表2を参照（p.48）.

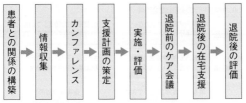

図1　**退院調整（支援）の流れ**

〈 退院支援計画書を作成・遂行 〉

● 入院治療計画に基づいて治療・ケアを提供しながら，同時に退院後の生活が安心して営めるよう患者本人・家族の意向を確認したうえで，多職種協働で退院支援計画書を作成する．患者とともに作成することが重要なポイントである．

● 定期的なカンファレンスを開催し，多職種間で情報の共有や方向性をすり合わせ，必要時は支援計画の内容を見直していく．

● 退院に向けては，環境に起因する阻害要因があり，環境調整には時間を要することも少なくない．円滑に地域生活へつなげていくために，環境調整の程度を明らかにしておく必要がある．

〈 退院のケア会議 〉

● 退院後の生活，支援について関係職種でカンファレンスを実施（おおむね退院予定の1〜2週間前に実施）.

● カンファレンスは患者本人の出席を原則とし，1度ではなく必要な回数行い，患者の未来に関して討議する．

● 現在までのアセスメントに基づくケアプランの現実的な

検討をはかり，関係者間の目標を共有したうえで，患者のリカバリーを促進する.

A. 地域移行の必須環境条件		
1. 住居	退院先の目途が立たない 帰る場所がない	退院先は確定している 手続きもすべて済んでいる
	0　　　　　　5　　　　　　10	
2. 経済	滞納入院費や借金もあり 生活が全く成り立たない	生活していくには十分かまたは 最低限の生活費は確保
	0　　　　　　5　　　　　　10	
3. 食事	単身では食事調達ができず 食生活が維持できない	食事調達は問題なく 調達可能な環境にある
	0　　　　　　5　　　　　　10	

B. バックグラウンドの環境条件		
4. 家庭	家庭とは疎遠で 退院にも拒否的	退院に理解があり協力的 本人との関係も良好
	0　　　　　　5　　　　　　10	
5. 病院	退院に向けての機運が全くない 極めて閉鎖的である	早期退院を目指している 社会復帰プログラムが充実
	0　　　　　　5　　　　　　10	
6. 職員	職員は退院を諦めている 職員が全く不足している	職員は退院に前向きである 職員は非常に充実している
	0　　　　　　5　　　　　　10	
7. 地域	地域にはなんの支援体制もない 精神障がい者への偏見は強い	必要十分な支援体制がある 比較的理解のある土地である
	0　　　　　　5　　　　　　10	

C. ソーシャルサポートの環境条件		
8. 仲間	相談できる仲間は皆無 支援者はいない	相談できる仲間がいる 支援者がいる
	0　　　　　　5　　　　　　10	
9. 福祉	何の制度も活用していない 活用できるサービス自体がない	さまざまなサービスを既に活用 制度利用の手続き済み
	0　　　　　　5　　　　　　10	
10. 活動	活動場面は何もなく 日中することが何もない	日中参加する活動場面があり 豊かな社会参加が可能
	0　　　　　　5　　　　　　10	

11. その他		

図2　退院環境評価票

（古屋龍太［井上新平ほか編］：精神科退院支援ハンドブック—ガイドラインと実践的アプローチ．p.47, 医学書院，2011より転載）

15 多職種連携

目的

● 医療の質や安全性の向上などを目的に，患者や利用者にかかわるさまざまな職種がお互いに連携・補完し合い，専門性を発揮しながら患者の状況に的確に対応した医療を提供する．

医療機関における多職種連携

● 患者個々に病気や症状には違いがあり，身体的な苦痛と同時に心理的な問題や社会的な問題，精神的な問題を抱えている．

● 例えば再発の不安，治療に対する不安，退院後の生活，治療費の心配，就労復帰に対する不安，家族介護の不安など，さまざまな課題を抱えている．

● 多職種連携では，さまざまな専門職が協力することにより，あらゆる医療・福祉・介護ニーズにも多面的なアプローチが可能となる．

● 多職種連携のあり方は大きく分けて2つあり，一人の患者に対し複数の職種がそれぞれの専門性を発揮しながら連携して治療やケアを行う場合（チーム医療）と医療や介護が必要になっても住み慣れた地域で自立した生活を続けることを目的に，医療・介護・予防・住まい・支援を確保する場合（地域包括ケア）である．

多職種連携を行ううえでのポイント（図1，表1）

● 多職種連携では，それぞれの職域における知識や技術が問われるため，自分の分野における専門性をしっかりと身につけていることが前提となる．

● さまざまな職種がかかわり，意見交換を繰り返しながら共同して支援を行っていくため，考え方やとらえ方の違いがあることを理解して，他職種を尊重する姿勢をもって連携することが必要である．

● 情報を共有して包括的な支援目標が定められるところが多職種連携のメリットであり，定期的なカンファレンスや連絡・報告・相談を行ううえで，ていねいなコミュニケーションスキルが求められる．

● 医療職種の集まりであっても，医療や福祉のことをすべて知っているわけではないため，各分野の専門用語を用いる際は，相手が理解できるように工夫することも大切である．

● 具体的な支援に関しては，各職種で「できること」を明確にするだけでなく「できないこと」も明確にしておくことが望ましい．職種によって日々の業務量やスケジュールが異なるため，できないことは多職種間で円滑に機能分担できるように調整を行う．

● 職種間で治療の目標や注意点を明確にし，チームで患者を支えていくためには，チーム全体で確認できる，クリニカルパスや地域連携パスなどを活用することが望ましい．

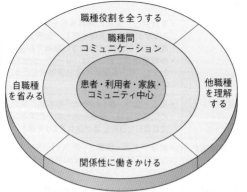

図1 多職種連携が得意な行動特徴 (多職種連携コンピテンシー)

表1 専門職種の特徴

職種	特徴
医師	• 入院時の鑑別診断を行い，疾患や症状を把握して治療方針を定める．各職種に指示を出す司令塔のような役割がある． • 精神保健指定医は，非自発的入院の判定を行うことのできる国家資格であり，慎重かつ適切な法の運用が求められる．
薬剤師	• 精神科の治療では薬物療法は重要な治療の1つであり，入院時の持参薬とお薬手帳を照合して，内服管理ができているかを評価する． • 主に患者の服薬指導に携わり，医師や看護師に対して薬剤に関する知識の提供を行うこともある．
看護師	• 入院中の診療の補助と療養上の世話を中心に患者の入院生活を24時間体制で援助する．

表1つづき

	• 看護師は，患者の残存機能を維持し，セルフケア能力の回復を促し，治療効果を高めていくために欠かせない職種である． • 多職種連携においては，リーダーシップをとって，チーム全体の役割調整役を行うことも多い．
理学療法士	• 座る，立つ，歩くといった「基本動作能力」の回復や維持，障害の悪化の予防することで自立した日常生活が送れるよう支援する．
作業療法士	• 食事や洗面・歯磨き・更衣・トイレ・入浴などの日常生活動作や認知機能を評価し，リハビリテーションプログラムを検討する．
精神保健 福祉士	• 退院支援を行うことが一番重要な役割である． • 病状や経過に合わせて，患者の意向を確認しながら退院先を選定し，調整する． • 非自発的入院者の退院支援を中心に行う「退院後生活支援相談員」に選任されることが多く，院外の機関と連携し調整を行う．
公認心理師・ 臨床心理士	• 診断確定のためなどで医師の指示に基づいて心理検査を行う． • また治療として心理療法や認知行動療法を行うこともある．
ピア サポーター	• ピアサポーターは同じ疾患や障害の経験があり，その経験を活かして生活や就労に関する相談支援を行う． • ピアサポーターとして役割を担う場合，ピアサポーター事業の養成プログラムを受講する方法などがある（精神障がい者ピアサポート専門員）．
管理栄養士	• 患者の病状に合わせて，病気の治療・再発防止・合併症の予防などを目指して，食事提供や栄養指導を行う．

さまざまな医療チーム（表2）

表2 医療チームの種類

入退院支援チーム	入院前または入院直後から多職種と情報共有をはかり，退院後も住み慣れた家庭や施設などの療養の場で安心して生活が送れるよう，地域支援者（訪問医療，訪問看護，ケアマネージャーなど）も一緒に協働した支援に取り組むチーム．
精神科リエゾンチーム	身体疾患で入院中の患者が何らかの精神心理面の問題を抱えた場合に，精神医療と身体医療をつなぎ，精神症状の緩和に向けて支援を行うチーム．
認知症ケアチーム	認知症による身体疾患治療への影響が見込まれる入院患者に対して，認知症症状の悪化を予防し，身体疾患の治療を円滑に受けられることを目的として支援を行うチーム．
栄養サポートチーム	多職種による患者への適切な栄養管理を実施し支援するチーム．
感染対策チーム	院内感染防止対策の徹底に努め，患者および職員を院内感染から守ることを目的とするチーム．

地域包括ケアにおける多職種連携（図2）

- 地域包括ケアが目指すものは，「治療とケア」だけではなく，本人の「かかわりや信頼関係」を維持・発展するための相互間における「連携，提携，協力」である．
- 多職種連携は，地域包括ケアを実現するための1つの手段である．

57

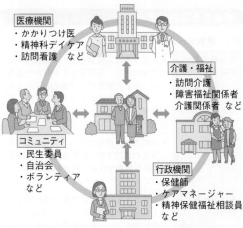

図2　当事者の状況に応じて構成される多職種連携

Memo

16 知っておくべき法律・制度

目的

● 精神保健福祉関連の法律・制度について理解する.

精神保健福祉法

● 精神保健福祉法（「精神保健及び精神障害者福祉に関する法律」の略称）は，精神障がい者の医療・保護，社会復帰の促進，自立への援助，発生の予防などを行い，福祉の増進と国民の精神的健康の向上をはかることを目的とする法律.

● 1950（昭和25）年に制定された精神衛生法を1987（昭和62）年に大改正し，精神保健法に改称した. その後，1995（平成7）年の改正で精神保健福祉法に改められた.

〈 入院形態 〉

● 精神症状が悪化すると，自分自身や周囲の状況を正確に把握できなくなることがある. 病識がもてなくなり，治療の必要性を理解できない場合もある. そのような場合でも，患者が保護され，適切な医療を受けられるように法律で入院形態を定めている（表1）.

Memo

表1 精神保健福祉法に基づく入院形態

入院形態	任意入院	措置入院	緊急措置入院	医療保護入院	応急入院
条文	第20条 第21条	第29条	第29条の2	第33条	第33条の7
入院条件	①本人の同意	①自傷他害の恐れ	①自傷他害の恐れ ②急速を要する	①医療および保護のため入院が必要 ②家族等のうちいずれかの者の同意 ③市町村長の同意	①急速を要する ②家族等の意向が確認できる状況ではない
診断	医師1人	指定医2名以上	指定医1人	指定医1人	指定医1人
入院期限	なし	なし	72時間	原則6か月以内で厚生労働省令に定められる期間の範囲内の期間	72時間
制限 その他	72時間の退院制限	知事の権限による入院	72時間以内に第29条の診察	退院後生活環境相談員の選任、退院支援委員会の開催等	72時間以内に他の入院形態に変更
定期病状報告	改善命令を受けた場合以外はなし	3か月、以後6か月ごと	なし	12か月ごとの定期病状報告に加え、更新の届出が必要	なし

〈 退院請求 〉

- 入院中の患者や保護者・代理人は，精神保健福祉法第38条の4の規定により，退院や処遇改善の請求をすることができる．
- 患者や保護者の請求に基づいて，患者・保護者・主治医の意見を書面や面接で聴取し，5人の委員で構成される審査会で審査を行う．
- 審査結果をもとに，知事は病院の管理者に必要な措置をとることを命じ，また請求者に対して審査結果およびとられた措置について通知する．

〈 行動制限 〉

- 精神保健福祉法には「精神科病院の管理者は，入院中の者につき，その医療又は保護に欠くことのできない限度において，その行動について必要な制限を行うことができる」と規定されている．
- ただし，基本的人権を尊重する観点から，行動制限は必要最小限にとどめられるべきである．
- 行動制限を行う場合は，医療機関は適切な記録を残すこと，患者に対し説明に努めることなどが定められている．
- 行動制限は，大きく分けて「通信・面会の制限」と「隔離と身体的拘束」の2つがある．
  ※「隔離と身体的拘束」については，⑧隔離・身体的拘束時のケアを参照（p.27）．

〈 通信・面会の制限 〉

- 入院中の「通信・面会」については原則として自由に行われることになっている．
- ただし，電話および面会については，病状悪化の恐れや治療効果を妨げるなど合理的な理由がある場合，医

療と保護に欠くことのできない限度で制限を行うことがある.

- 以下の3点については絶対的に制限をしてはならない.
  ①信書の発受の制限
  ②都道府県および地方法務局その他の人権擁護に関する行政機関の職員ならびに患者の代理人である弁護士との電話の制限
  ③都道府県および地方法務局その他の人権擁護に関する行政機関の職員ならびに患者の代理人である弁護士および患者または家族等その他の関係者の依頼により患者の代理人となろうとする弁護士との面会の制限

〈 障害者に対する虐待防止措置 〉

- 精神科病院に入院している精神障害者については, 人権擁護の観点でとくに配慮が求められていることから, 今般の精神保健福祉法の改正により, 通報制度等の虐待防止措置が規定された (令和6年4月1日より施行).

【虐待の防止等 (第40条の2)】

- 精神科病院の管理者は, 障害者虐待の防止のため必要な措置を講ずる.
  →必要な措置とは, 研修の実施, 虐待防止の普及啓発, 虐待に関する相談体制の整備など.

【障害者虐待に係る通報等 (第40条の3)】

- 業務従事者による障害者虐待を受けたと思われる精神障害者を「発見」した者は, 速やかに都道府県に「通報」しなければならない (通報義務).
  →本法における虐待の定義は「障害者虐待防止法」第

2条第7項各号等に規定する行為（表2）.

- 業務従事者による障害者虐待を受けた「精神障害者」は，その旨を都道府県に「届け出る」ことができる.
- 業務従事者が，上記の通報をしたことを理由として，「解雇」その他「不利益な扱い」を受けないものとする.

【改善命令等（第40条の6）】

- 厚生労働大臣または都道府県知事は，通報もしくは届け出に関し，精神科病院の管理者に対し，報告徴収等および改善命令を行うことができる.
  - → 障害者虐待を行った業務従事者個人への罰則等は規定されていない（組織の課題）.
- 厚生労働大臣または都道府県知事は，必要があると認めるときは，精神科病院の管理者に対し，報告を求め，診療録その他の帳簿書類の提出もしくは提示を命じることができる. また，精神科病院に立ち入り，診療録などの検査および入院中の患者その他の関係者に質問することができる.
  - → 立ち入り検査等を行うのは，厚生労働省，都道府県の職員もしくは指定する指定医と規定されている.
- 厚生労働大臣または都道府県知事は，業務従事者による障害者虐待が行われたと認めるときには，精神科病院の管理者に期限を示して，改善計画の提出を求めることができる.
  - → 改善命令に従わなかったときには，その旨を公表することができる.

表2 障害者虐待防止法における虐待行為の類型

区分	内容と具体例
身体的虐待	暴力や体罰によって，身体に傷やあざ，痛みを与える行為．身体を縛ったり，過剰な投薬によって身体の動きを抑制する行為など． 【具体的な例】 ・殴る，蹴る，つねるなどの暴力行為 ・本人の意思にかかわらず強制的に食べ物や飲み物を口に入れる ・車いすやベッドなどから移動させる際に，必要以上に身体を高く持ち上げる ・医学的診断や個別支援計画等に位置づけられておらず，身体的苦痛や病状悪化を招く行為を強要する ・自分の意思で開けることのできない居室などに隔離する ・医療的必要性に基づかない行動制限や投薬によって動きを抑制する ・施設側の管理等の都合で薬を服用させる
性的虐待	本人が同意していない性的な行為や強要する行為など． 【具体的な例】 ・性交，性器への接触，性的行為を強要する ・わいせつな映像や写真をみせる ・更衣やトイレ等の場面をのぞいたり，映像や画像を撮影する ・裸にする，キスする，本人の前でわいせつな言葉を発する
心理的虐待	脅し，侮辱などの言葉や態度，無視，嫌がらせなどによって精神的に苦痛を与えることなど． 【具体的な例】 ・障害者を侮辱する言葉を浴びせる ・排泄の失敗や食べこぼしなどを嘲笑する ・自分で食事ができるのに，職員の都合を優先し，本人の意思や状態を無視して食事の全介助をする，職員が提供しやすいように食事を混ぜる ・人格をおとしめるような扱いをする ・患者を呼び捨てやあだ名，子どものような呼称で呼び，子ども扱いする

表2つづき

	・「意味もなく呼ばないで」「どうしてこんなことができないの」などと言う ・したくてもできないことを当てつけにやってみせる（他の利用者にやらせるなど） ・話しかけているのに意図的に無視する ・本人の家族に伝えてほしいという訴えを理由なく無視して伝えない ・「これができたら外出させてあげる」「買いたいならこれをしてからにしなさい」などの交換条件を提示する
放棄・放置（ネグレクト）	食事や排泄など身近の世話や介助をしないなどによって，生活環境や身体・精神的状態を悪化させることなど． 【具体的な例】 ・入浴しておらず異臭がする，排泄の介助をしない，髪・ひげ・爪が伸び放題，汚れのひどい服や破れた服を着せているなど，日常的に著しく不衛生な状態で生活させる．必要とする衛生面や排泄などについての介助を行わない ・褥瘡（床ずれ）ができるなど，体位の調整や栄養管理を怠る ・室内の掃除をしない，ごみを放置したままにしてある ・他の人に暴力をふるう障害者に対して，何ら予防的手立てをしていない
経済的虐待	経済的虐待とは，本人の同意なしに財産や年金，賃金を搾取したり，本人が希望する金銭の使用を理由なく制限することなど． 【具体的な例】 ・本人の同意なしに財産や預貯金を処分・運用する ・本人の同意なしに金銭等を管理して渡さない ・日常的に使用するお金を不当に制限する

※具体例は虐待が疑われる事案であり，即時認定されるものではありません．

〈入院者訪問支援事業（第35条の2，第35条の3）〉（図1）

● 市町村長同意による医療保護入院者等の求めに応じて，「入院者訪問支援員」が精神科病院を訪問することが

できる.

→入院者訪問支援員は，厚生労働省令等で定める研修を修了した者のうちから，都道府県知事が選任する（専門職よりもピアサポーターなどが想定される）.

● 入院者訪問支援員は，その支援を受ける者が個人の尊厳を保持し，自立した生活を営むことができるよう，常にその者の立場に立って，誠実にその職務を行わなければならない.

● 都道府県は，精神科病院の協力を得て支援体制の整備をはかる.

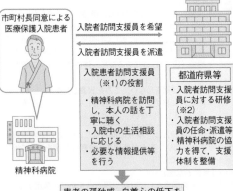

市町村長同意による
医療保護入院患者

入院者訪問支援員を希望

入院者訪問支援員を派遣

精神科病院

入院患者訪問支援員（※1）の役割
・精神科病院を訪問し，本人の話を丁寧に聴く
・入院中の生活相談に応じる
・必要な情報提供等を行う

都道府県等
・入院者訪問支援員に対する研修（※2）
・入院者訪問支援員の任命・派遣等
・精神科病院の協力を得て，支援体制を整備

患者の孤独感・自尊心の低下を軽減し，権利擁護を図る

※1　入院者訪問支援員には，患者の尊厳を保持し，常に患者の立場に立って誠実に行うことを求めるほか，守秘義務を規定.
※2　具体的な研修内容は省令等で規定，例えば，精神医療保健福祉に関する制度や現状，精神科医療における障害者の権利擁護等を想定.
※　精神保健福祉法の目的規定に「精神障害者の権利の擁護」等を追加.

図1　入院者訪問支援事業のイメージ

（厚生労働省：障害者の日常生活及び社会生活を総合的に支援するための法律等の一部を改正する法律案の概要（令和4年10月26日提出）
https://www.mhlw.go.jp/content/001000995.pdfより2023年10月18日検索）

障害者総合支援法

- 2006（平成18）年に施行された「障害者自立支援法」について，制度の谷間のない支援の提供や個々のニーズに基づいた地域生活支援体系の整備等の見直しがはかられ，2012（平成24）年に障害者総合支援法に改正された.

- 障害者総合支援法（「障害者の日常生活及び社会生活を総合的に支援するための法律」の略称）は，「障害者及び障害児が基本的人権を享有する個人としての尊厳にふさわしい日常生活又は社会生活を営む」ことを目的としており，「地域生活支援事業」による支援を含めた総合的な支援を行うことも明記している.

- 障害者総合支援法による総合的な支援は，「自立支援給付」と「地域生活支援事業」で構成されている（図2）.

医療観察法

- 医療観察法（「心神喪失等の状態で重大な他害行為を行った者の医療及び観察等に関する法律」の略称）は，心神喪失または心神耗弱の状態（精神障害のために善悪の区別がつかないなど，刑事責任を問えない状態）で，重大な他害行為（殺人，放火，強盗，不同意性交等，不同意わいせつ，傷害）を行った人に対して，適切な医療を提供し，社会復帰を促進することを目的とした制度である（図3）.

- 入院処遇は18か月が標準とされているが，6か月ごとに裁判所に申請し，認められれば延長可能である.

- 退院後の通院期間の満了は原則3年である（さらに2年の延長まで可能）.

自立支援給付	地域生活支援事業

自立支援給付

介護給付
- 居宅介護（ホームヘルプ）
- 重度訪問介護
- 同行援護
- 行動援護
- 重度障害等包括支援
- 短期入所（ショートステイ）
- 療養介護
- 生活介護
- 施設入所支援

相談支援
- 計画相談支援
- 地域相談支援

自立訓練給付
- 自立訓練
- 就労移行支援
- 就労継続支援
- 就労定着支援
- 自立生活支援
- 共同生活支援（グループホーム）

自立支援医療
- 更生医療・育成医療
- 精神通院医療

補装具

地域生活支援事業
- 理解促進研修・啓発
- 自発的活動支援
- 相談支援
- 成年後見制度利用支援
- 成年後見制度法人後見支援
- 意思疎通支援
- 日常生活用具の給付又は貸与
- 手話奉仕員養成研修
- 移動支援
- 地域活動支援センター
- 福祉ホーム
- その他の日常生活又は社会生活支援

図2　**障害者総合支援法による総合的な支援**

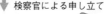

心神喪失等の状態で重大な他害行為を行った者

検察官による申し立て

審判：裁判官と精神科医各１名の合議体に
よる審判で，処遇の要否と内容を決定する．

通院や入院の決定

入院治療開始

退院決定

指定入院医療機関
（医療観察法病棟）

退院決定

指定通院医療機関
（病院・診療所等）

保護観察所（社会復帰調整官）

都道府県・市町村等
（精神保健福祉センター
・保健所等）

精神障害者
社会復帰施設等

本制度による処遇の終了

図3 医療観察制度の概要

（法務省：「医療観察制度とは」より引用改変
https://www.moj.go.jp/hogo1/soumu/hogo_hogo11.htmlより2023
年10月18日検索）

Memo

17 災害時の対応

目的

● 医療機関として職員と入院患者の安全を最優先とし, 診療機能を維持する.

災害医療の実践

● 災害医療の実践 (CSCATTT) は, 過去15年以上にわたり日本の災害医療の現場で広く用いられ, 基本的な活動はCSCATTTに基づいて行われている.

● 災害が発生すると, 医療の需要 (ニーズ) と供給 (リソース) のバランスが大きく崩れ, 突発的に医療需要が急増する一方で医療資源不足に陥る.

● 災害時には, 限られた人的・物的資源を有効に活用することで, 需要と資源のアンバランスを極力小さくし, 一人でも多くの命を救うことが目的になる.

● CSCATTTは, 通常CSCA (メディカルマネージメント) とTTT (メディカルサポート) に分割して考える (表1).

● 多くの人命救助を行うには, トリアージ (Triage) を行い, 限られた医療資源のなかで治療 (Treatment) や搬送 (Transport) の順位を決定する.

● 医療行為 (TTT) を効果的なものにするためには, 組織的に活動するためにCSCAを確立し, マネージメントしていくことが重要となる.

表1　大規模事故・災害への体系的な対応に必要な項目

メディカルマネジメント	**C**	**Command and Control（指揮と連携）** Commandは，関係機関内での縦の「指揮命令」，Controlは，横の連携である「統制」を意味する．災害発生時の急性期に迅速な医療活動を行うためには，組織化された指揮命令系統の確立がその後の混乱を防ぐ．
	S	**Safety（安全確保）** Safetyは，自身の安全，現場の安全，患者やスタッフ等の安全である．医療従事者が安全に活動できないと判断される場合には，しかるべき組織への通報，現場からの退避，安全が確保されるまでの避難の原則に従う．
	C	**Communication（情報収集伝達）** Communicationは，さまざまな情報伝達を必要とする．TV，ラジオ，インターネット，無線機，優先携帯電話，衛星電話等を使用し，現状の把握と医療組織内での情報伝達，警察・消防等との情報伝達，救援機関との情報伝達，被災者との情報伝達に努める．
	A	**Assessment（評価）** 病院の状況（施設，負傷者，危険箇所，崩壊箇所など），被災地の状況（負傷者，危険地域など）患者の受け入れが可能かを判断

Memo

表1つづき

メディカルサポート	T	**Triage（トリアージ）** 災害現場，病院来院時，広域搬送時に被災者のトリアージを行い，治療の優先度（緊急度）や搬送順位を決める．
	T	**Transport（搬送）** トリアージで緊急度の高い被災者から傷病に見合った適切な治療を行う．
	T	**Treatment（治療）** 病院の状況（人材や使用器具の在庫，ライフラインの状況など）を考慮し，後方搬送・広域搬送を行う．

（野中廣志：実践！災害看護－看護者はどう対応するのか－. p.4，照林社，2010を参考に作成）

Memo

〈 災害時に収集すべき情報〉（表2）

表2　METHANE（メタン）レポート

M	**Major incident（名乗り，災害の宣言）**
	「〇〇病院の△△です．大規模地震が発生しています」
E	**Exact location（正確な場所，座標）**
	「現在，東京都〇〇区の□□病院です」
T	**Type of incident（災害の種類）**
	「〇〇施設で火災が発生しています」
H	**Hazard（活動における危険性の情報）**
	「病棟が隣接していますので，燃え移る可能性があり，停電も起きています」
A	**Access（到達経路，進入経路）**
	「国道沿いの正門から進入可能です」
N	**Number of casualities（負傷者数，重症度）**
	「重傷者なし．煙を吸った患者とスタッフが12名います」
E	**Emergency services（緊急対応機関の現状と今後必要となる機関）**
	「現在，消防，警察に連絡していますが，救護班（DMAT/DPAT）*の派遣を要請します」

＊DMAT：厚生労働省が発足した災害派遣医療チーム（Disaster Medical Assistance Team）
　DPAT：公益社団法人日本精神科病院協会が厚生労働省委託事業を受けて活動している，災害派遣精神医療チーム（Disaster Psychiatric Assistance Team）で，自然災害や事故などの集団災害の後，被災地域に入り，精神科医療および精神保健活動の支援を行う．

M METHANE (メタン) レポート

Major incident

Exact location

Type of accident

Hazard

Access

Number of casualties

Emergency services

精神科で
みられる症状
と対処

1 興奮

症状の概要

- 人間の興奮状態とは，一般的に不安や怒り，快・不快といった刺激によって感情が高まり，自身の意識では抑制が効かなくなった状態をいう．また，感情の変化だけでなく，心拍・呼吸・血圧・筋緊張などの生理的な変化によっても生じるものであり，自律神経が関与している．

- 興奮状態の現れ方や程度は，個人の健康状態や置かれている環境によっても違いがあり，多くの場合，その状態が長時間持続することは少ない．

- 精神疾患では，統合失調症・双極性障害（躁状態）・知的能力障害・発達障害・パーソナリティ障害・認知症などさまざまな疾患で興奮状態を呈することがある．また，せん妄やアカシジアなどの錐体外路症状によっても生じることがある．

- 精神運動興奮とは，幻覚妄想状態などの精神症状や不安，怒りなどの情緒状態によって意志，欲動が亢進して体の動きに反映される状態であり，運動が統制できず激しい運動過多となる（表1）．

Memo

表1　精神運動興奮の種類

緊張病性興奮	自らの意志によって行動がコントロールされず，個々の動作の関連が失われることによって，突発的に目的や状況が伴わない行動に出るため，けがや事故を引き起こしやすい．統合失調症（緊張型）でみられる．
躁病性興奮	さまざまな考えが次々と思い浮ぶことで多弁となったり，思いついたままに行動に移したりする．表面的には話の道筋にも脈絡があるが，話や行動がころころと変化し，病識が乏しいため，コントロールすることが困難である．躁状態でみられる．

ケアのポイント

● 急な興奮状態を呈する場合においても，必ず理由があるため，症状によって認知機能が障害されているのか，不安などの感情の変化に伴って生じたものなのか，身体の生理的な変化によって興奮状態にいたっているのかなど，冷静に状態を見極める必要がある（図1）．

● とくに精神運動興奮においては，ある状態や疾患に特徴的にみられる状態ではないため，原因検索をしっかりと行っていく必要がある．とくに急性発症の場合は，器質的疾患や薬物などによって生じていることも少なくないため，注意が必要である．

● 興奮状態を呈した際は，患者の安全確保に努めると同時に，思わぬ事故（他害行為や器物破損）の発生を考慮して，その周囲の人の安全確保に努める．

● 興奮状態が一時的であったとしても自律神経への影響に伴い，心身のエネルギー消費が著しいことが予想されるため，刺激の少ない環境下で休息がとれるように配慮する．

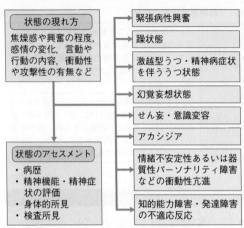

図1　興奮状態を呈する患者の状態像の特定

(伊豫雅臣編：特集　救急場面での状態像からみた精神疾患の診断と初期対応．レジデント，vol.3，No10，2010，p.19，図2を参考に作成)

Memo

2 暴力

症状の概要

- 暴力とは，他者の身体や財産などに対する破壊および心ない言動や態度で心を傷つけることをいう．
- 暴力にはさまざまな形態（表1）があり，多くは何種類かの暴力が重なり合って起こるものである．

表1　暴力の形態

身体的なもの	腕をねじる，足で蹴るなど，直接なんらかの有形力を行使する＊暴力. 刑法第204条の傷害や第208条の暴行に該当する違法な行為である.
精神的なもの	大声で怒鳴る，無視するなど心ない言動や態度で心を傷つける暴力. PTSD（心的外傷後ストレス障害）にいたるなど，刑法上の傷害とみなされるほどの精神的障害にいたれば，傷害罪として処罰されることがある.
性的なもの	性行為を強要する，避妊に協力しないなど同意のない性行為を強要する暴力.

＊有形力を行使する：目に見える物理的な力を加える

- 暴力を受ける側は，その状況のなかの弱者であり，状況が変化すれば被害者も加害者になるという性質がある．
- 故意に暴力的な行為に及んでいない，またはその行為の認識がない状況においても，相手がその行為によって心身などを傷つけられたと認識していれば，暴力行為とみなされる場合がある．

〈 暴力行為にいたる主な要因 〉

①思考障害や認知機能低下などによる症状

● 統合失調症の幻覚や妄想，知的能力障害のパニック症状，認知症のせん妄や意識変容など，精神症状によって状況認識に誤解や混乱が生じて不安感や恐怖感が高まり，暴力に発展することがある．

②環境によるストレス

● 閉鎖的で自分のプライバシーが制限される入院環境や異なる生活習慣が求められる環境においては，強いストレスを生じさせやすい．精神疾患をもつ患者は，元来ストレス耐性が脆弱であることも多く，その特性から不穏状態を呈しやすい傾向があり，複数の要因が重なることで攻撃的な反応を呈することがある．

③自分の欲求が解消されない苛立ち

● 病気の特徴や回復過程によっては，相手に自分の思いをうまく伝えられないこともある．また非自発的入院や病識の程度によっては，健康的な生活を希望する一方で治療には抵抗を感じるなどの両価的な気持ちを抱えていることも少なくない．このような思いがフラストレーションとなり，拒絶的・攻撃的な反応が暴力行為にいたることもある．

④医療従事者の対応への不信感

● 患者との関係のなかでは，医療従事者の感情や態度がどのような意味をもつのかが問われることがある．医療従事者は適切に援助していると思っていても，患者が認識できなければ，説明や対応に不信感を抱いたり，不満を感じたりすることもある．そのときの感情が怒りや憎しみに変化して，暴言や暴力に発展することもある．

〈 暴力リスクアセスメント 〉(表2)

表2 暴力リスクスクリーニングの項目例

1	過去に一度でも身体的な暴力を振るったことがある
2	傷害・殺人などの重大な犯罪歴がある
3	興奮状態である,または易刺激性・易怒性がある(ここでいう易刺激性とは些細なことで気分変動がみられるような状態を示す)
4	口調が荒い,粗暴な言動がみられる
5	待てない,我慢できない,同じ訴えを繰り返し落ち着かない(目安:30分に2回以上訴えがある)
6	被害的な幻覚(命令形の幻聴など)・妄想などがあり,それに左右された行動がある
7	治療・看護・介護に対する理解が得られない,または拒否がある(認知症患者の介護に対する抵抗などを含む)
8	軽度〜中程度の意識障害がある(せん妄,もうろう状態,見当識障害,アルコールや薬物による酩酊を含む)
9	アルコール,薬物,ニコチンの離脱症状がある

(東京武蔵野病院:暴力リスクスクリーニングシート(2016年2月18日運用開始),2016より)
(佐藤雅美 [本田明編]:4 暴力リスクのアセスメント法と患者・家族への事前説明. 看護師のための不穏・暴力対処マニュアル [Web動画付]. p.17, 医学書院,2017より転載)

Memo

● ていねいな説明であっても病状によってはストレスを生じさせる場合がある．患者の心的外傷を想起させてしまう表現を用いれば，感情的な反応が返ってくることもある．患者の疾患の特性や背景を十分に理解しておくことで，暴言や暴力を振るってしまう原因を取り除くことができる（リスクスクリーニングシートなどの活用）．

● 暴力行為に発展するリスクがある場合は，病状が不安定であったり，強いストレスを生じさせていることが多い．このような場合における患者との対話や対応は一人で対応せずに，できるだけチームで対応することが求められる．

● 不安に襲われている状況では，他者との距離感も大きな刺激となることがある．患者にとって安全な距離（パーソナルスペース）を保つことが重要であり，適度な距離を保つことによって，物理的な距離だけではなく，患者の心理的な安全が確保できる空間を提供することができる．

● 患者がどのような状況にあっても，相手に伝わるていねいな説明や対応は欠かせない．精神科病院では，他科に比べ入院治療期間が長期にわたる場合もあるが，どのような時期やタイミングであっても，職員間で説明方法を統一して，ていねいな対応を心がける．

● 患者自身が暴力的な反応を認識していなかったとしても，患者の健康的な生活を支援するうえでは大きな課題となる．すべての行為が治療に結びつくものではないにせよ，予防や治療的な対策が求められるため，患者の状態をチームで常に共有しておく必要がある．

3 希死念慮

症状の概要

- 希死念慮とは，自殺したいという明確な願望まではないものの，生きることに対する苦痛や無力感が非常に強く，自ら命を絶つことを考えている状態をいう．

- 希死念慮では，思考あるいは観念として散発的に出現する場合をさすことが一般的であり，「死にたい」と言葉にすることもあれば，「楽になりたい」といったように，死にたい気持ちを別の言葉に形容して表現することがある．

- 希死念慮は，それ自体が病気でもなければ，必ずしも病気の症状ということでもないが，精神疾患と密接に関連している状態であることは認識しておくべき必要がある．

- 希死念慮は自死のリスクファクターと考えられており，具体的な自死の考えや方法があるわけではないにせよ，自殺行動にいたるプロセスの初期症状と考え，対処すべき対象とする．

ケアのポイント

- 希死念慮は，対人関係を含めた生活上の問題，経済的な問題，精神疾患の影響などさまざまな要因が考えられ，この要因を併せもつ場合のほうがよりリスクが高いと考えられる．

- 生活背景や心理的な側面の状況を把握することはもちろんのこと，生活環境下における人的・物的サポートの有無など，患者の全体像をとらえた支援を組み立て

る必要がある.

- 希死念慮の背景には，その気持ちや考えを助長しているストレス要因（表1）があるため，患者に負担を生じさせないように配慮しながら，状況を確認することが初期対応となる.

表1　ストレス要因の評価

経済的側面	生活にかかる出費，就労に伴う世帯収入の減少，負債など
対人関係面	職場・家庭・地域での人付き合い，虐待を受けているなど
学校や仕事上の問題	転職，過重労働，環境の変化，ハラスメントなど
喪失体験	受験や就職に失敗，退学，失業，離婚，身近な人の死亡など
健康	精神疾患，身体疾患，心身の障害，その他持病など
孤立・孤独	他者との接触がほとんどない，相談できる人がいない，周囲からの疎外感など
その他	介護負担，犯罪などの被害，依存性のある行動など

- 患者が希死念慮を訴えたときは，話をしてくれたことに感謝し，患者の話に関心を寄せて耳を傾ける（傾聴）.
- 患者の気持ちに寄り添うことが最も大切な支援であり，「死んではいけない」などといった支援者側の価値観（とくにネガティブな判断）を押しつけることのないよう注意を払う.
- 批判されることなく話を聴いてもらえたと感じることができれば，患者は自身の抱えている問題を言葉にしやすくなり，その後の支援も求めやすくなる.

●患者の気持ちや思いが具体的に言葉にならなくとも、安全が脅かされている状況であると判断される場合には、早期介入が求められる。その対応にあたってはTALKの原則が重要である。

〈 TALKの原則 〉

●TALKの原則とは、誠実な態度で話しかける（Tell）、自殺についてはっきりと尋ねる（Ask）、相手の訴えに傾聴する（Listen）、安全を確保する（Keep safe）、の頭文字をとったものである（表2，図1）。

表2 **TALKの原則**

Tell	心配していることを言葉にしてはっきりと伝える。
Ask	自死について考えている様子があれば、その点についてはっきりと尋ねる。真摯に対応するなら、そのことを話題にしても危険ではなく、むしろ自殺予防につながる。
Listen	傾聴する姿勢が重要である。励まそう、助言しよう、気分転換をしようとするよりも、徹底して聞き役に回り、患者の思いを受け止めることが必要である。
Keep safe	危ないと感じたら患者を一人にせず、安全を確保したうえで必要な対処を行う。自殺を口にしたり、自分を傷つける行為に及んだ際は精神科を受診する必要性について具体的に検討し、その必要性をていねいに説明すること。

Memo

_____

_____

_____

_____

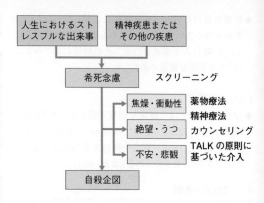

図1　希死念慮表出時のアプローチ

Memo

4 昏迷

症状の概要

- 意識障害とは，脳の働きが鈍ることで刺激をうまく認識できなくなり，外界の刺激に対する反応性や自発的活動性が低下した状態をいうが，精神医学における昏迷は，このような意識障害を伴わないものとして定義されている.

- つまり昏迷とは，意識はしっかりしているものの，自らの意思の発動が停止しているため，外部からの刺激に反応できない状態をいう.

- 外部からの呼びかけに応答も反応もしない状態であるが，多くの場合，そのとき（昏迷時）のことを覚えていることが特徴である.

- 亜昏迷状態とは，その程度の強さによって分類されており，昏迷状態よりも症状が軽いため，部分的に意思の発動が行える（少し体を動かして反応する）状態をいう.

- 昏迷をきたした主な疾患としては，統合失調症，うつ病，解離性障害，てんかん，心因反応，器質性脳疾患などがあり，原因によって4種類に分類される（表1）.

Memo

_____

_____

_____

_____

表1　昏迷の4分類

精神病性昏迷	主に統合失調症に伴う昏迷であり，自分の意思で姿勢を変えることがなく，同じ姿勢を保ち続ける（カタレプシー）．一方で急に興奮状態を呈することもあり，昏迷状態にあっても強い興奮状態に近い症状の強さがあることが特徴である．
うつ病性昏迷	うつ病やうつ状態（躁うつ病など）に伴う昏迷である．うつ病では意欲の低下が症状の特徴としてあげられるが，この昏迷は意欲の低下が極限まで強まったものである．声をかけたり，体に触れたりすると小さな反応を示すことがあるが，栄養補給ができなくなる状態になることもある．
心因性昏迷	解離性障害に伴う昏迷であり，強いストレスを生じた後に昏迷状態にいたることが多い．過去におけるつらい体験を自分から切り離そうとするために起こる一種の防衛反応と考えられているが，解離症状自体が変化することもあるため，注意が必要である．
器質性昏迷	脳疾患などでみられる昏迷であり，意識障害を伴うことが多い．

診断（検査）および治療

- 外界の刺激に反応が見受けられなくなった状態においては，まず意識障害を疑い，頭部画像，血液・髄液，脳波など諸検査を実施する．
- 昏迷であると診断された場合，精神病性昏迷とうつ病性昏迷に関しては，早期に治療的介入が必要となり，点滴や経鼻胃管チューブからの薬物療法や電気けいれん療法の実施を検討する．

ケアのポイント

- 患者の自発的行動が停止しているため，心身の状態を注意深く観察しつつ（表2），患者の生命維持と合併症（循環器，運動器，褥瘡など）を予防する．
- 患者のケアを実施する際は，これから行うケアの理由や必要性をていねいに説明し，不安の軽減に努める．

表2　昏迷時の観察ポイント

- バイタルサイン
- 血液検査，画像検査などの検査データ
- 循環障害
- 呼吸状態
- 皮膚状態
- 栄養状態・水分補給の状況（体重含む）
- 消化器症状
- 昏迷の状況や変化
- 精神情緒状態
- 体動の有無や反応

Memo

5 陰性症状

症状の概要

● 統合失調症は脳の病気であり，情動にかかわる大脳辺縁系のドパミンが過活動になる一方で，前頭前野のドパミンは低活動になる（図1，2）.

● 陰性症状とは，ドパミンの低活動によって脳がうまく働いてくれないことで生じる症状の総称である.

● そのため，日ごろは表出できていた意欲や喜怒哀楽といった感情の起伏が乏しくなり，意欲低下，思考の貧困，感情鈍麻，自閉といった症状を呈する（表1）.

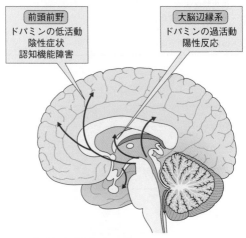

前頭前野
ドパミンの低活動
陰性症状
認知機能障害

大脳辺縁系
ドパミンの過活動
陽性反応

図1 「症状」と「脳機能」の関係
（日本精神科看護協会監：精神科ナースポケットブック，p.120，Gakken，2019より引用）

- ●陽性症状（幻覚・妄想など）
  - ▶脳が興奮
  - ▶大脳辺縁系（感情の脳）の過活動（ドパミン過多）
- ●{ 陰性症状（意欲低下・感情鈍麻など）
     認知機能障害（記憶・実行機能など）
  - ▶脳が働かない
  - ▶前頭前野（理性の脳）の低活動（ドパミン過少）

図2 統合失調症の脳

(日本精神科看護協会監：精神科ナースポケットブック，p.121，Gakken，2019より引用)

表1 代表的な陰性症状

意欲低下	意欲や気力が低下した状態で，仕事や学業に対しての意欲だけでなく，生活そのものの興味も減退するため，日常生活（入浴・身だしなみなど）自体にも関心がもてなくなる．
思考の貧困	会話で比喩表現や抽象的な言い回しが使えなかったり，相手のそういった表現が理解できなくなる．
感情鈍麻	単なる気分の落ち込みなどではなく，喜怒哀楽などの感情そのものの動きが鈍くなり，感情の起伏が乏しくなる．
自閉	外界の刺激から自分を守るために，自分の世界に閉じこもり，他者とのコミュニケーションをとらなくなる．

治療

- ●陰性症状の治療は，脳の働いていない部分を活性化する治療として薬物療法は有効な方法である．
- ●ただし抗精神病薬は，脳の興奮を鎮静する効果は高いものの，活性化させる効果は十分とはいえないため，精神科リハビリテーションなどの他の治療も併用して行う必要がある．

ケアのポイント

- 陰性症状に限ったことではないが，精神症状を見るときには患者の健康的な部分からアセスメントを行っていく．つまり意欲低下＝陰性症状と即断するのではなく，意欲が低下する理由が明確であればそれは健康的な活動であり，必ずしも陰性症状とは判断できないということである．

- 感情鈍麻は常に一貫して感情が鈍くなっているわけではなく，敏感に反応する感情の部分も同時にもち得ている．日ごろぼんやりとしていても，ある話題に関しては急に反応を呈することもある．反応できない，関心がないと思い込まずに，患者の表情やしぐさ，反応などをていねいに観察しながらかかわりをもっていく．

- 自閉は自分に向けられる強い刺激を遮断し，心を守っているといった防衛機制の場合もあるため，自閉的な患者に対しては，安易に生活環境を広げたり，日ごろ行っていない活動などを進めることには慎重でなければならない．

- 反応が乏しいため病的な部分に焦点をあててしまいがちだが，かかわっていると安心している様子や楽しんでいる様子，表情が和らぐ様子など，健康的な部分が必ず見受けられる．そこが看護援助の突破口にもなるため，そのときの話題を取り入れたりしながら，健康的な部分を引き上げられるよう援助を行っていく．

- 精神科リハビリテーションを検討する際は，患者の状態や特性に応じて集団で実施するのか，それとも個別での対応がよいのか，具体的にはどのようなセラピーが適しているのかなど，患者の回復過程にも合わせて吟味する．

引用・参考文献

1) 遠藤淑美ほか編：精神科ナースのアセスメント＆プランニング books 統合失調症の看護ケア，中央法規，2017

6 抑うつ状態

症状の概要

- 憂うつで気持ちが晴れなかったり，気分が落ち着かない状態を「抑うつ気分」といい，その「抑うつ気分」が続いた状態を「抑うつ状態」といい，病名ではない．

- 精神症状では，抑うつ気分だけでなく，意欲の低下，思考力・集中力の低下，自尊心の喪失などを生じる．

- 身体症状では，食欲の低下または亢進，睡眠リズムの異常，倦怠感や疲労，性欲の低下，消化器症状など多岐にわたる．

- 一過性の抑うつ状態は健康な人にも起こる状態であるが，その状態が長く続き，生活活動に支障をきたす場合は，うつ病などの鑑別診断が必要となる（表1）．

表1 **DSM-5-TRによるうつ病（および双極性障害における抑うつエピソード）の診断基準**

以下の症状のうち，少なくとも1つがある．

1. 抑うつ気分
2. 興味または喜びの喪失

さらに以下の症状を合わせて，合計5つ（またはそれ以上）が認められる．

3. 食欲の減退あるいは増加，体重の減退あるいは増加
4. 不眠あるいは睡眠過多
5. 精神運動性の焦燥または制止
6. 易疲労性または気力の減退
7. 無価値観または過剰（不適切）な罪責感
8. 思考力や集中力の減退または決断困難
9. 死についての反復思考，自殺念慮，自殺企図

（日本精神神経学会（日本語版用語監修），高橋三郎・大野 裕（監訳）：DSM-5-TR 精神疾患の診断・統計マニュアル，p.176-177，医学書院，2023より作成）

抑うつ状態の原因

● 抑うつ状態の原因はさまざまであり，疾患（表2）や薬（表3），性格，環境，ストレスなどがあげられる．また年代によっては抑うつ状態にいたる要因が異なり，思春期では友人関係，成人では仕事上のストレス，高齢者では社会的役割の喪失などといった特徴も見受けられる．

表2 抑うつ状態を引き起こす疾患の例

中枢神経疾患	脳血管障害，脳腫瘍，頭部外傷，パーキンソン病，アルツハイマー病など
内分泌疾患	甲状腺機能障害，糖尿病，クッシング病，アジソン病，下垂体機能障害など
感染症	インフルエンザ，COVID-19，結核，ウイルス性肝炎・肺炎，AIDS，伝染性単核球症など
その他	悪性貧血，膠原病，腎不全，癌など

表3 抑うつ状態を引き起こしやすい薬剤・物質

薬剤	副腎皮質ステロイド，インターフェロン製剤，抗酒薬（ジスルフィラム），抗ヒスタミン薬，一部の降圧薬（レセルピン），精神刺激薬（メチルフェニデート塩酸塩），一部の定型抗精神病薬（ピモジドなど），肥満症治療薬（マジンドール）
物質	アルコール，カフェイン，幻覚剤（フェンシクリジン），揮発性物質，オピオイド，タバコ

うつ病の治療

● うつ病の治療は,「休養」,「薬物療法」,「精神療法・カウンセリング」という大きな3つの柱がある.

● 薬物療法は, 主に抗うつ薬を使用するが, この薬はうつ病の原因と考えられている脳内の神経伝達系(セロトニン, ノルアドレナリン系)に作用するものである.

● 抗うつ薬は, 薬の化学構造や作用機序によって異なるが, 新しく開発された順にノルアドレナリン作動性・特異的セロトニン作動性抗うつ薬(NaSSA), セロトニン・ノルアドレナリン再取り込み阻害薬(SNRI), 選択的セロトニン再取り込み阻害薬(SSRI), 四環系, 三環系に分類される. 新しく開発された薬のほうがより高い効果が得られるということではなく, 個々によって薬との相性が異なるため, 診察を重ねながら治療を進めていく.

● うつ病または抑うつ状態が続く患者の傾向として"ネガティブな考え方"から脱することができず, 悪循環の型にはまってしまうことがある. このような対象者には, 認知行動療法が有効な治療法の1つになる.

● そのほかに患者自身が治療について理解でき能動的に取り組める場合には, 精神療法・心理療法, 経頭蓋磁気刺激治療法(TMS), 修正型電気けいれん療法(mECT)などがある.

Memo

_____

_____

_____

_____

- 最も重要なケアは，安心安全に休養できる環境を整えることにある．とくに診断を受けてから3か月程度は休養できる環境がとても重要となる．日常の雑務から完全に解放されることで生活リズムの根本的な見直しがはかれるよう支援する．

- 抑うつ状態では食欲や活動性の低下によって，循環器症状や消化器症状などの身体症状を伴うことが多く，セルフケア不足に陥りやすい．そのため顕在化している症状について安心できる説明を行うことはもちろんのこと，セルフケア活動が維持・増進できるように援助する必要がある．

- セルフケア活動への援助に関しては，自立を妨げないように不足している部分を援助するように努める．

- 意欲低下などによって一見活力が感じられないように見受けられても，強い不安感や自責感を抱いていることも少なくない．つらい気持ちや苦しい気持ちを受け止め，不用意に励ますことはしないよう，安心して休養できることを保障する必要がある．

- うつ病を発症している場合，自殺防止は重要課題である．うつ病では発症時と回復期に多いといわれているが，治療過程をとおして希死念慮，自殺企図，自傷行為などの評価は欠かせない．患者の言動や行動を観察しながら，回復プロセスを支援していく〔**③希死念慮，p.83**を参照〕．

7 躁状態

症状の概要

●躁状態とは，極端に気分の高揚した状態が持続し，過度な身体的活動や万能感に満ちあふれた状態をいう（表1）.

表1 躁状態の主な症状

高揚感・多幸感	高揚感とは，気持ちが高ぶり興奮した感覚を抱いていることであり，多幸感とは，非常に強い幸福感や満足感を感じていることである.
観念奔逸	思考プロセスが異常に亢進し，考えが次々と湧いてくる状態である．そのときの思いつきや頭に飛び込んできた情報によって，思路が左右されるため，表面的には話の道筋が通っているように感じられるが，目的からは逸脱している状態である.
多弁多動	話が止まらず，活動性が高いためじっとしていることができずにいる状態である.
易刺激性	些細な刺激に対して反応しやすくなり，ちょっとしたことでも，イライラしたり，怒ったりと過剰に反応してしまう.
誇大的	非現実的な優越感を抱き，実際の出来事以上に大げさに言ったり考えたりするようになる．自分が全能で何かの力に満ちているという幻想的な信念を抱くと誇大妄想に発展する.
行為心拍	抑制なくじっとしていることができずに過活動に行動してしまい，言動や行動がころころと変わってしまうため，順序立てて行為に及べない状態である.

●あまり休息（睡眠を含む）をとらなくても負担を感じず，さまざまな考えが次々に沸いてくるため多弁で多動とな

り，結果的に他者を巻き込んでトラブルに発展することもしばしば起こる.

- また，万能感や多幸感が強い一方で，他者に対して高圧的な態度に出たり，ささいなことで易怒的，攻撃的になったりする.
- 爽快で自信にあふれているため，後先を考えず快楽的な行動に熱中し，思いつきで投資をする，計画なく高額な買い物をする，性的逸脱などの行動化によって躁状態に気づかれることが多い.
- 疾患としては，双極性障害が代表されるが，統合失調症，症状性を含む器質性精神病などでも見受けられる(表2).

表2　DSM-5-TR による躁病エピソードの診断基準

1. 気分が異常かつ持続的に高揚し，開放的または易怒的となる．加えて，異常にかつ持続的に亢進した目標指向性の活動または活力がある．このような普段とは異なる期間が，少なくとも1週間，ほぼ毎日，1日の大半において持続する(入院治療が必要な場合はいかなる期間でもよい)
2. 自尊心の肥大，または誇大
3. 睡眠欲求の減少(例：3時間眠っただけで十分な休息がとれたと感じる)
4. 普段より多弁であるか，しゃべり続けようとする切迫感
5. 観念奔逸，またはいくつもの考えがせめぎ合っているといった主観的な体験
6. 注意散漫(すなわち，注意があまりにも容易に，重要でないまたは関係のない外的刺激によって他に転じる)が報告される，または観察される
7. 目標指向性の活動(社会的，職場または学校内，性的のいずれか)の増加，または精神運動焦燥(すなわち，無意味な非目標指向性の活動)
8. 困った結果につながる可能性が高い活動に熱中すること(例：制御のきかない買いあさり，性的無分別，またはばかげた事業への投資などに専念すること)

(日本精神神経学会(日本語版用語監修)，髙橋三郎・大野　裕(監訳)：DSM-5-TR 精神疾患の診断・統計マニュアル．p.136，医学書院，2023より作成)

治療

● 双極Ⅰ型障害の躁状態では薬物療法が有効であり, 治療開始後1〜2か月で改善する場合がほとんどである.

● 薬物療法の第一選択は気分安定薬の炭酸リチウムで, そのほかにも抗てんかん薬のバルプロ酸ナトリウム, カルバマゼピンや非定型抗精神病薬であるオランザピン, アリピプラゾール, クエチアピン, リスペリドンなどが用いられる.

ケアのポイント

● 急性期では気分が高揚し, さまざまな考えが頭に沸き起こるため, できるだけ静かに過ごすことのできる環境を提供し, 刺激の少ない治療環境を整える.

● また, 過活動に伴い患者自身に自覚はないものの体力消費が著しいため, 十分な休養を促していくことが必要となる.

● 易怒的, 攻撃的な言動や状況が健康状態に影響を及ぼす際は, 頓服薬などを適切に用いることも必要になってくる.

● 気分の変化を確認するとともに薬の副反応に関する観察を行い, とくに炭酸リチウムを使用している際は,「手が震える」「吐き気がする」「口が渇く」などのリチウム中毒の初期症状の有無を注意深く観察する.

● 睡眠欲求が減少するため, 十分な休息が必要となる. 睡眠状態をアセスメントし, 日中に関しては, 1日の過ごし方や休息のとり方について, わかりやすく提案する.

● 躁状態によって他者とのトラブルに陥りやすくなる. このようなエピソードは, 症状が軽快した後も患者の記憶に残っていることが多く, 寛解後に自身の言動や行

動について自責の念に駆られることもしばしば生じる.
他者とのトラブルを未然に防止することは重要な支援の
1つであり, 他者との対人距離のとり方について援助し
たり, 状況に応じて医療従事者が介入し, 物理的な距
離をとるなどの対応が求められる.

Memo

8 幻覚・妄想

症状の概要

〈 幻覚 〉

● 幻覚とは,一般的に「対象なき知覚」と定義され,実際にはない刺激を知覚する知覚異常である.

● 幻覚の現れ方には個人差があり,その症状の程度や個人への影響も人それぞれに違いがある(表1).

表1　幻覚の主な種類

幻聴	・聴覚が影響されている症状であり,外部からの刺激なしに音や声を知覚する状態である. ・統合失調症の症状では最もよく起こる幻覚であり,話し声が聞こえる言語性の幻聴が多いことが特徴である. ・幻聴は自分への攻撃的,批判的,命令的であると患者の苦痛はとても強いものであるが,一方で自分を応援したり,励ましたりしてくれるような内容であれば,それほど苦痛を伴わない場合もある.
幻視	・視覚が影響されている症状であり,実際には存在しないものが存在するかのようにみえる状態である. ・疾患では,アルコール精神病,薬物依存症,レビー小体型認知症,せん妄状態などでみられる. ・アルコール精神病やレビー小体型認知症では,虫や小動物などが現れるといった幻視が比較的多く,捕まえようとしたり払いのけようとしたりする様子が見受けられる.
幻嗅	・嗅覚が影響されている症状であり,実際には存在しないにおいがする. ・幻嗅を起こす原因は精神的な変調が多いが,発熱(高熱)などによって生じる場合もある. ・てんかん発作の前駆症状として現れることもある.
幻味	・味覚が影響されている症状であり,実際には存在しない味覚を感じる状態である.

表1つづき

幻触・体感幻覚	・触覚が影響されているため，実際には感じることのない身体症状（体感）を感じる状態である． ・主として統合失調症にみられるが，脳器質性精神病，せん妄状態，ナルコレプシーなどにみられることもある． ・体感幻覚は，皮膚に触れられている感覚や内臓の感覚，平衡感覚などがあるが，痛みの原因が何もないのに痛いと感じるといった痛覚を伴うこともある．

〈 妄想 〉

● 妄想とは，非現実的なことや，現実にはありえないことを信じ込んでしまい，明らかな反証があっても訂正することができない思考障害である．

● 妄想の定義は，①事実ではないことを，②確信していて，③訂正不能という3要件を満たしているかどうかで判断される（表2）．

● 妄想は大きく2つに分類され，なぜその妄想が生じたのか心理的に了解できない真正妄想（一次妄想）となぜその妄想にいたったのかが部分的にでも了解可能な妄想様観念（二次妄想）に分けられる（表3）．

表2 妄想の定義

	①事実ではない	②確信をもっている	③訂正不能
空想	○	－	－
思い込み	○	○	－
妄想	○	○	○

表3 妄想の主な種類

真正妄想〈一次妄想〉	
妄想気分	・根拠や理由がないのにもかかわらず，何かが起きそうな予感をもつ状態である. ・例えば「何かが起きているような気がする」という不気味な雰囲気を感じて不安・緊迫感が高まるが，妄想観念が形成されるまでにはいたっていない. ・統合失調症の発病初期にみられることが多く，妄想状態に移行する前駆症状であるとされている.
妄想着想	・突然なんらかの原因，動機なしに，異常な考えを思いつき確信することである. ・例えば突然何の情報も理由もなく「私は神様の生まれ変わりなのだ」と確信をもつことなどがこれにあたる.
妄想知覚	・知覚によって，理由のない不自然で異様な意味づけが行われることをいう. ・例えば，「私に向かってあの人が不機嫌な表情をしたのは，大変な災害が起きることを伝えているのだ」と思い込むことなどがこれにあたる.

妄想様観念〈二次妄想〉	
被害妄想	・「自分が他者から悪意をもって傷つけられる」など他人から悪意をもって害されていると信じる妄想である.
注察妄想	・「誰かに監視されている」「職場の人に盗聴されている」という妄想などである.
微小妄想	・「自分は重い病気にかかってしまった」といった心気妄想，「大変な罪を犯してしまった」といった罪業妄想，「治療費が払えないので病院には行かない」といった貧困妄想などがある. ・これら3つの妄想はうつ病に代表される症状である.
誇大妄想	・自分が全能で何かの力に満ちているという幻想的な信念を抱き，それが事実と思い込む妄想である. ・例えば「私は王家の末裔だ」といった妄想がこれにあたる（血統妄想にも該当する例）.

治療

● 主に薬物療法と心理社会的療法を用いて治療を行う.

● 薬物療法としては，抗精神病薬での治療が基本となり，そのほかに状態に応じて抗不安薬，気分安定薬，睡眠薬などが用いられる.

● 生活活動にメリハリや豊かさをもたらすために，心理社会的療法も重要な治療となる.

● 心理社会的療法としては，精神療法，疾病管理とリカバリー（IMR），社会生活スキルトレーニング（SST）などがあり，心の問題に働きかけて，脳の不調の回復を助けることが目的となる.

● 近年では症状やそれに伴う苦悩とのつき合い方を整理し，毎日を元気で豊かに生きるための，自分のためのリカバリープランを作成する「元気回復行動プラン（WRAP）」の活用も治療の枠を超えて発展してきている.

ケアのポイント

● 幻覚と妄想は完全に区別することが難しい場合もある. 例えば，患者が「胃の中で何かが暴れている」と訴えても，動いている知覚があるのか（幻覚），「実際に何かがいる」と確信しているのか（妄想），またはその両方なのかは明確に判断することは困難である.

● ただし，症状を伴っている患者にとっては，その苦痛や不快感が現実に起きているため，どのようにして苦痛や不快感を緩和できるかを検討する必要がある.

● 慢性的な幻聴に関しては，症状が顕在化していても気にせず日常生活を送ることができるようになることを目標とする.

- 苦しい気持ちに共感し，気にしなくとも安心して生活できることを保証し，患者が何かに興味をもったり，集中できるような活動を提案することなども有効は方法である．
- 日々の生活自体を充実させることによって，より健康的な部分を強化して症状を緩和させることが重要な援助方法となる．
- 妄想に関して大切なことは，妄想の内容がどうかではなく，どのような気持ちに苛まれているかである．
- 患者の気持ちに共感することはもちろんのこと，患者にとっての現実であるエピソードを否定したり，不必要に肯定することなく相談にのることで，患者にとって安心できる環境があるという認識を深めることができる．
- 幻覚・妄想状態によって著しく混乱をきたす場合などは，頓服薬の利用も考慮する必要がある．

引用・参考文献

1）遠藤淑美ほか編：精神科ナースのアセスメント＆プランニングbooks 統合失調症の看護ケア，p.13，中央法規，2017

Memo

9 強迫

症状の概要

- 強迫とは，自分では無意味，不合理とわかっている観念や衝動にとらわれることである．
- 強迫症状は強迫性障害に最も典型的に現れるが，統合失調症，うつ病，パーソナリティ障害，小児や健常者にも認められる（表1）．
- 診断を要する場合は，そう考えられずにはいられないという強迫観念（例：手に細菌がついているのではないか）と，その考えに基づき，行為に移さなければいられないという強迫行為（例：手を洗わずにはいられない）の2つが存在して鑑別される（表2）．
- 強迫観念と強迫行為は，直面する強い不安や恐怖に対しての対処行動であり，防衛的なコーピングであるとも理解できる．
- 患者は自身の「気になって仕方がない」という気持ちが合理性を欠いていることを自覚していることが多い（わかってはいるけれど，やめられない）．

表1 強迫症状を呈する代表的な疾患

強迫性障害	1つのことが気になって仕方がない状態
身体醜形障害	自分の顔が醜く思えて仕方がない状態
ためこみ症	家にあるものが必要に思えて仕方がない状態
抜毛症	自分の毛を抜きたくて仕方がない状態
皮膚むしり症	自分の皮膚（肌）をむしりたくて仕方がない状態

表2　**主な強迫性障害の症状**

不潔恐怖	手が不潔かもしれないと強い不安や恐怖を感じる
洗浄強迫	不潔恐怖によって手を洗わずにはいられない
確認強迫	手を洗ったあとに確認をしなければいられない
加害恐怖	この手で誰かに危害を加えてしまったのではないかと思ってしまう
強迫性緩慢	強迫行為を反復することで，次の行動に移れなくなる

治療

- 重症度の評価や状態の査定については，YALE-BROWN強迫観念・強迫行為評価スケール（Y-BOSC）を用いる.
- 強迫症状や抑うつ状態に関しては，抗うつ薬の選択的セロトニン再取り込み阻害薬（SSRI）が用いられる.
- SSRIの効果が十分でないときには，認知行動療法を併用した治療が行われる.
- また行動療法では，患者が強迫観念による不安に立ち向かい，強迫行為をしないで我慢するという暴露反応妨害法が強迫性障害などに有効とされている.

ケアのポイント

- 患者は強迫行為に関して，自身で対処することに強い不安感が生じるため，他者に代行してもらおうとする傾向がある. 一時的には不安の軽減につながることもあるが，結果的に症状を助長してしまうことが多いため，強迫行為の代行には十分注意する必要がある.
- 強い強迫症状は，患者のセルフケア全般にわたって問

題を生じさせる．強迫行為がどの程度セルフケア活動に影響を及ぼしているのかを観察し，必要な支援を考える．

● 強迫行為を制止したり，無理にやめさせることは，支援者との悪循環を生じさせることはあっても改善には結びつかない．著しい身体損傷や患者にとっての大きな不利益が生じることがない限り，強制的な介入は控える．

● どのような状況で不安感や恐怖感が高まり強迫観念が強くなるのかを患者とともに考えることが重要な援助となる．そのなかでうまく対処できたケースがあれば，その方法をより強化していく方法も有効である（認知行動療法的アプローチ）．

● 患者は強迫観念に支配された生活を続けているなかで，さまざまな気持ちが抑圧されてしまうこともある．生活のなかで生じるストレスや不安を言語化することで感情表出を促し，自身の感情を意識できるように支援することも重要な援助である．

Memo

10 不安・焦燥

症状の概要

- 不安とは，明確な対象をもたない漠然とした不快や恐れなどの感情の現れであり，誰もが経験するものである．

- 不安は本来，脅威や精神的ストレスに対する正常な反応であり，人間が生きていくために必要な機能として働いているため，不安を生じさせることによって個人にとって危険な状況を回避したり，対応したりすることができるのである．

- しかし，不安が強い場合もしくは持続する場合などにおいては，息切れ，めまい，発汗，心拍の上昇，ふるえなどの身体症状を伴うことも多い．

- また，日常生活への影響も大きく，一時的な回避行動だったものが，その後も不安が解消されないことで特定の物，人や状況を繰り返し避けようとして，日常的な行動を制限させてしまうこともある．

- 焦燥とは，思うとおりにならなくてイライラする気持ち，目的が達成しないで焦る気持ちのことをいう．不安が生じた際は，少なからず焦燥感を生じさせるものである．

- 不安症（重度の不安）では，パニック発作のように突然生じることもあれば，徐々に症状が高まっていくこともある．また，不安症に伴いうつ病を併発することもある．

不安症と診断された場合の治療

- 不安症の治療は薬物療法とカウンセリングが中心である．

- 薬物療法に関して不安症の多くは，抗うつ薬の選択的

セロトニン再取り込み阻害薬（SSRI）が用いられる.

- 抗不安薬を用いる場合は，短期的には使用しやすく効果がわかりやすい一方で，長期的な使用では身体依存が形成されることがあるため注意が必要である.
- カウンセリングは，即効性は期待できないが，継続して実施することでの効果が期待できる.
- 不安を悪化させる自動思考が働きやすい場合は，考え方の修正や対処を見直すことのできる認知行動療法が用いられることもある.

ケアのポイント

- 落ち着いているときに不安表出時の出来事について話し合う時間をもったり，対処法について一緒に考える時間をもつ.
- 感情を言葉にするように促す（言語化）ことも大切な援助である.
- リラクゼーション方法や自律神経を整えるための運動療法などについて提案する.
- 不安が強く持続する場合は，頓服薬の利用も考慮する必要がある.

パニック発作への対処

- パニック発作は，強い恐怖や不安が急激に（約数分）生じる現象で，しばらくして軽快するという経過をたどる．パニック発作を特定するには表1に示す13項目のうち4項目以上が必要である.
- パニック発作が診断されたとしても必ず行うべき治療というものはなく，一般的に20〜30分，長くても1時間以内には自然におさまってくる.

● 医療従事者が状況を理解し，落ち着いて対応すること
によって，今後のパニック発作に対する患者の不安を
和らげることにつながる．

表1 パニック発作の鑑別

□ 息苦しさや息切れ
□ 喉が詰まったような窒息感
□ 心臓の症状（動悸，心悸亢進，頻脈）
□ 腹部の症状（痛みや不快感）
□ 胸部の症状（嘔気や不快感）
□ 発汗
□ 身震いや振戦
□ めまいやふらつき，気が遠くなる感じ
□ ぞっとするような寒気や火照ったような灼熱感
□ 感覚の麻痺やうずくような異常感覚
□ 現実感喪失や離人感
□ 抑えがきかなくなりそうな恐怖や，どうにかなってしまいそ
　うな恐怖
□ 死への恐怖

Memo

11 無為・自閉

症状の概要

● 無為とは，感情や意思が鈍麻し，周囲への感情的反応や関心が乏しくなり，日常生活のあらゆる面に無関心となり，積極的な働きかけを失った状態である．

● 自閉とは，外界の刺激から自分を守るために，自分の世界に閉じこもり，他者とのコミュニケーションをとらなくなる状態である．

● 無為や自閉は統合失調症の陰性症状の1つであるが，認知症，器質性精神病，中毒性神経障害でもみられることがある．

● 無為や自閉の状態では，全般的に消極的で自発性に乏しく，意欲の低下も認められるため，セルフケア全般にわたって支障をきたすことも少なくない．

治療

● 無為・自閉に限って行われる治療ではないが，陰性症状への治療として，脳の働いていない部分を活性化するために薬物療法を実施することが多い．

● ただし抗精神病薬は，脳の興奮を鎮静する効果は高いものの，活性化させる効果は十分とはいえないため，精神科リハビリテーションなどの他の治療も併用して行う必要がある．

ケアのポイント

● 自閉は自分に向けられる強い刺激を遮断し, 心を守っているといった防衛機制の場合もあるため, 自閉的な患者に対しては, 安易に生活環境を広げたり, 日ごろ行っていない活動などを進めることには慎重でなければならない.

● 意思の表出が乏しいため, ADLとセルフケア能力に乖離が生じやすい. 介入しなければ生理的ニーズも自ら充足しないということも考えられるため, 患者の言動, 行動, 反応を観察しながら, 適宜必要な声かけを行う必要がある.

● 患者と思うように意思疎通がはかれない状況であっても, 患者の意思やニーズが失われているのではなく, 表出することが難しいのである. 過度な活動の提案や行動変容を促すことは避けるべきであるが, 日々のかかわりを継続しながら, 患者の健康的な部分や自主的, 能動的に行動できている部分が確認できれば, その部分を補強したり強化したりすることが重要な援助となる.

Memo

12 不眠

症状の概要

- 不眠とは，精神的なストレスや心身の苦痛によって，十分な睡眠を確保することができない状態をいう．

- 不眠は誰もが経験するものであり，そのほとんどが自然に改善して睡眠が確保できるようになるが，慢性的な不眠症にいたってしまうと具体的に治療を受けないと回復しづらい傾向にある．

- 不眠症は睡眠障害の一種で，入眠困難，中途覚醒，早朝覚醒，熟眠障害に分類され（表1），原因として表2に示すようなものがあげられる．

表1 不眠のタイプ

入眠困難	なかなか寝つけないタイプ．寝床に入って眠りにつくまでに30分から1時間かかる．精神的な問題を抱えているとき，不安や緊張が強いときなどに起こりやすい．
中途覚醒	夜中によく目が覚めるタイプ．睡眠中に何度も目が覚め，一度起きたあとなかなか寝つけなくなる．目が覚める時間や回数は個人差があり，年齢が高くなるにつれて多く現れる傾向がある．
早朝覚醒	朝早く目が覚めるタイプ．本来の起きる時間より2時間以上前に目が覚めてしまい，その後眠れなくなってしまう．
熟眠障害	ぐっすり眠った感じがしないタイプ．睡眠時無呼吸症候群や周期性四肢運動障害など，睡眠中に症状が出る病気に関係していることがある．

治療

- 不眠の治療は薬物療法と非薬物療法に分けられる．
  ※非薬物療法については**ケアのポイント**を参照．

表2　主な不眠の原因

身体的要因	皮膚の瘙痒感, 痛み, 呼吸のしづらさ, 頻尿, ムズムズ足症候群など
生理的要因	栄養状態不良, 不衛生な環境, 騒音, 不適切な室温, 光の調整
薬剤性要因	アルコール・カフェインの摂取, 睡眠薬の離脱症状, インターフェロン, ステロイド
精神疾患などの関連要因	統合失調症, 気分障害, 不安障害など
心理的要因	急性・慢性ストレスなど

● 薬物療法は一時的なものであり, 薬を使用せずとも十分な睡眠が得られることが目的となる.

ケアのポイント

● 精神疾患などによって不眠が出現している場合は, 症状自体の苦痛や症状に伴う心身の問題についての相談に対応する.

● 不眠に関しては, 不眠にいたった原因や背景を一緒に話し合い, 日々の症状の観察を継続する.

● 定期的で適度な有酸素運動を行うと寝付きやすくなり, 睡眠の質が変わるため, 運動を勧める.

● 個人差はあるが, 就寝時の明るさや雑音などは睡眠の妨げとなる. 寝室の環境を整える提案を行う.

● 不眠傾向の患者は眠れないことへの焦りや苛立ちも生じる. 睡眠時間にこだわりすぎないように指導しながら, 睡眠時間よりも日中に眠気が残らないことを意識して整えていくよう説明していく.

● 就寝前の飲酒やタバコは控えるように指導する.

13 せん妄

症状の概要

- せん妄とは，脳機能（認知機能や意識）が急速かつ一過性に障害されている状態で，その程度には変動がみられ，精神疾患に合併する場合において大半は可逆的である（表1，図1）.

- ほぼすべての疾患および薬剤が原因となり得る特徴があり，幻覚，精神運動興奮を伴うこともある（表2，3）.

- 認知症患者は，超短時間作用型の睡眠薬を服用することで，せん妄を引き起こしやすい.

- せん妄は，夕方から夜間に好発する傾向があり，夜間に出現するものを「夜間せん妄」という.

表1 せん妄の症状

睡眠‐覚醒障害	不眠および昼夜逆転により生活リズムが不規則となり，覚醒している時間もぼんやりとした状態となり，睡眠中は落ち着きがなくよく動く.
幻覚・妄想	実際にはいない虫や小動物が見える幻視や，実際の出来事とは違って解釈してしまう妄想などがみられる.
見当識・記憶障害	現在の時間や場所が急にわからなくなることや最近のことを思い出せなくなる.
情動・気分の障害	イライラ，錯乱，興奮，不安，眠気，活動性の低下，過活動，攻撃的，内向的など感情や人格の変化が起こる.
不随意運動などの神経症状	原因には，各疾患，加齢，薬，入院・手術によるものがある.

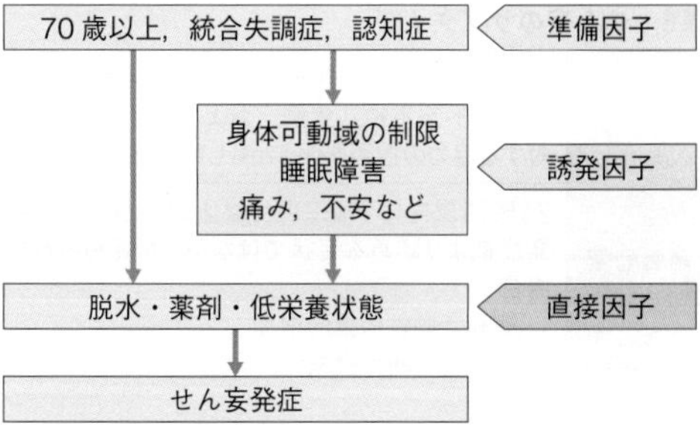

図1　せん妄発症の仕組み

（小川朝生：自信がもてる！せん妄診療はじめの一歩，p.46，羊土社，2014を参考に作成）

表2　DSM-5-TRによるせん妄の診断基準

A	環境の認識の減少が伴った注意の障害（すなわち，注意を方向づけ，集中，維持，転換する能力の低下）
B	その障害は短期間のうちに出現し（通常数時間～数日），もととなる注意および意識水準からの変化を示し，さらに1日の経過中で重症度が変動する傾向がある．
C	さらに認知の障害を伴う（例：記憶欠損，失見当識，言語，視空間認知，知覚）．
D	基準AおよびCに示す障害は，他の既存の，確定した，または進行中の神経認知障害ではうまく説明されないし，昏睡のような覚醒水準の著しい低下という状況下で起こるものではない．
E	病歴，身体診察，臨床検査所見から，その障害が他の医学的状態，物質中毒または離脱（すなわち，乱用薬物や医療品によるもの），または毒物への曝露，または複数の病因による直接的な生理学的結果により引き起こされたという証拠がある．

（日本精神神経学会（日本語版用語監修），髙橋三郎・大野 裕（監訳）：DSM-5-TR 精神疾患の診断・統計マニュアル，p.653-654，医学書院，2023より作成）

※上記A～Eのすべてを満たす場合にせん妄と診断する．
※DSM-5においては，せん妄の活動性に関するサブタイプを特定することとなっている．

表3　せん妄のサブタイプ

過活動型	その人の精神運動活動の水準は過活動であり，気分の不安定性，焦燥，および/または医療に対する協力の拒否を伴うかもしれない.
	24時間以内に下記2項目以上の症状（せん妄発症前より認める症状ではない）が認められた場合 ・運動活動性の量的増加 ・活動性の制御喪失 ・不穏 ・徘徊
低活動型	その人の精神運動活動の水準は低活動であり，昏迷に近いような不活発や嗜眠を伴うかもしれない.
	24時間以内に下記2項目以上の症状（せん妄発症前より認める症状ではない）が認められた場合 ・活動量の低下 ・行動速度の低下 ・状況認識の低下 ・会話量の低下 ・会話速度の低下 ・無気力 ・覚醒の低下/引きこもり
混合型	その人の注意および意識は障害されているが，精神運動活動の水準は正常である. また，活動水準が急速に変動する例も含む.
	24時間以内に，過活動型ならびに低活動型両方の症状が認められた場合

（日本精神神経学会（日本語版用語監修），髙橋三郎・大野　裕（監訳）：DSM-5-TR 精神疾患の診断・統計マニュアル，p.653-654，医学書院，2023より作成）

治療

- 薬歴を徹底して確認し，せん妄に寄与する可能性のある薬剤は中止する．
- 可逆的せん妄の場合は，血液検査や頭部CT，胸部X線などで原因（直接因子）を特定し，治療する．必要時は，対症療法として薬剤を使用することもある．
- 不可逆的せん妄の場合は，原因を取り除くことが難しいので，多くは睡眠の確保や不穏のコントロールを目標とした薬物療法を実施する．

せん妄を予防する環境づくり

- 原則は，早期発見，早期介入でせん妄を予防することである（表4）．

表4　せん妄を予防する環境

◇患者自身に起きている状況を理解しやすい環境をつくる

・カレンダーや時計を用意して見やすい位置に置く．
・日常会話のなかで，時間や場所，今後の予定を伝える．

◇夜間の過剰な刺激は避けて快適な環境をつくる

・夜間のラウンド時や処置時の照明に気をつける．
・病室の室温や湿度，臭気に気を配り，定期的に換気を行う．

◇良質な睡眠を確保する

・起床後は，日光を十分に浴びることができるように調整する．
・病院職員の声や靴の音，ドアの開閉音，モニターのアラーム音などに配慮する．

◇安心できる環境をつくる

・日ごろ使用している身の回りの物や小物，ペットの写真など馴染みの物を用意してもらう．
・患者とかかわる回数を多くし，援助者がいることを認知してもらうことで，安心感を提供する．

表4つづき

◇治療環境を常に見直す

・せん妄発症リスクの高い患者に対しては，1勤務帯に1回
　以上の発症スクリーニングを行う（表5）．
・身体への抑制や尿道カテーテル，持続点滴などが本当に必
　要かアセスメントし，できるだけ早期に除去する．
・早期に離床を促す．

せん妄の長期化を予防するケア

- 身体機能を低下させないこと，血液循環を促進するな
  ど，体調の回復を目的とした十分な栄養と水分の補給
  を行う．
- 緊急性のない治療行為（経管栄養, 薬剤投与等）によっ
  て，患者にせん妄を生じさせる可能性があれば，治療
  内容の見直しを行う．
- コミュニケーションを図るときは，落ち着いたトーンで
  聞き取れるように話しかける．会話のなかでせん妄が生
  じているかの観察も行う．
- 対応時は，日時や場所についての話題を持ち出したり，
  カレンダーや時計を目の入りやすい場所に置いたりし
  て，見当識障害を予防する．
- 日中は覚醒を促し，夜間に睡眠障害を起こさないよう
  にする．
- 視覚や聴覚の低下は，認知機能に影響を及ぼすため，
  眼鏡や補聴器を使用するなどして対応する．
- 消化器症状を呈すると，その不快感が誘発因子になり
  得るため，排便コントロール等を行う．
- 病状に応じて，早期離床や適度な活動を取り入れてい
  くことも積極的に実施する．

表5 せん妄に用いられるスケール

スケール	スクリーニング	診断	重症度	看護師による評価
CAM	○			
DSR-R-98		○	○	
MDAS			○	
DST	○			○
NEECHAM	○			○
CDT				○
MMSE				○
PAED	○	○		○
pCAM-ICU	○	○		○

(日本総合病院精神医学会 せん妄指針改訂班（統括：八田耕太郎）：せん妄の臨床指針〔せん妄の治療指針 第2版〕日本総合病院精神医学会治療指針1, p.4, 星和書店, 2015より引用)

Memo

14 拘禁反応

症状の概要（表1）

- 拘禁反応とは，拘束された状況下で起こる独特の異常な心因性反応のことをいう．

- 拘禁反応は，身体的拘束や特定の部屋に隔離されるといった限られた環境だけで生じるものではなく，感染症によって社会全体の生活行動が制限されるような状況においても生じることがある．

- 入院生活中の患者にとっては，心身の苦痛に加え，行動の自由が制限されることで，拘禁反応を呈しやすい．

表1　拘禁状況下でのストレス反応
（自律神経系のホメオスタシス不全を含む）

症状の種類	症状
不定愁訴	頭重感，頭痛，眼痛，めまい，胸部圧迫感，動悸，食欲不振，違和感や疼痛（胃痛，腹痛など），不眠など
気分変調：抑うつ気分	寡黙，不安，焦燥感，いらつき，不機嫌，気分易変，被刺激性など
気分変調：躁的反応	多弁，興奮，多幸感など
攻撃性	憤怒，混乱，泣き叫ぶ，壁を叩くなどの驚愕反応，顔面紅潮，呼吸促迫，器物破損など
幻覚・妄想	攻撃的，被害的，逃避的など
身体疾患	胃潰瘍，鼻出血，過剰発汗，手足振戦など
その他	ヒステリー反応，けいれん発作，昏迷状態，自傷行為など

（五十嵐透子：拘禁症状，パーフェクト臨床実習ガイド 精神看護 第2版（萱間真美編），p.318，照林社，2015より引用改変）

● とくに精神科への入院治療では，閉鎖的な治療環境が設定されていることも多いため，拘禁反応を生じさせない援助が求められる．

● ほとんどの場合，拘禁反応はその状況から解放されることで心因反応は消失するが，拘束された状況が長期に及ぶ場合は症状が遷延化し，その後，パニック障害，ストレス障害，うつ状態，認知機能低下など，さまざまな症状を併発する可能性がある．

ケアのポイント

● 入院治療等の限られた環境下で治療を行っている患者に対しては，すべての患者が拘禁反応を生じさせる可能性があることを念頭において，援助を実施する．

● 治療に基づいた環境や行動の制限が生じている場合においても，可能な限り開放的で閉塞感や圧迫感を感じさせない環境整備に努める．

● 患者の生活リズムや習慣を大切にしながら，現在の入院生活に適応できるように受容的にかかわる．

● わずかであっても苦痛や不安を常に抱いていることを認識し，患者が自身の気持ちを表出できるようにコミュニケーションをはかっていく．

● 規則正しい生活を維持でき，活動と休息のバランスを崩さないように援助する．

● 患者とのかかわりを増やし，現実検討能力を低下させないようカレンダーや時計など，現状を理解しやすい環境を設定する．

● 起床後は日光を十分に浴びられる環境を調整する．

● 強い不安が生じる場合などは，医師の診察を受けて，対症療法として薬物療法を取り入れることも検討する．

診察・診断に
おけるケア

1 診察

診察の目的

●診察とは一般的に，医師によってクライエントの病状や病因を判断するために，質問したり調べたりすることであるが，病気を特定することだけをさしているのではなく，その診断のプロセスをクライエントと共有して，最善の方法で治療を進めるための重要な治療プロセスでもある．

精神科における診察の特徴

●クライエントの病状によって診察のあり方は異なるが，最も重要視される診療方法は，クライエントの言動や行動を確認しながらの問診である（精神科的診断面接）．

●診断基準は，世界保健機関（WHO）の「ICD-11」，アメリカ精神医学会の「DSM-5」といった国際的な診断基準を用いる．

●ただし，このような診断基準のみで判断するのではなく，クライエントの生活状況，環境，ストレスなども含めた総合的な状態を判断して治療計画を立案していく．

●心と身体は相関しているため，身体的な問題を呈している場合は，その病気の特定のうえで薬物療法等の治療が開始される．

●一過性意識消失などの症状を呈する場合は，てんかんなどの疾患が疑われるため，脳波検査を施行するが，その症状に自閉スペクトラム症（ASD）や注意・欠如多動症（ADHD）が併存していることが考えられる場合は，神経心理学的検査も併せて実施するなどの客観的なデータを用いて診断を行う．

多角的な評価が求められる

● 精神疾患は，その疾患特性があるということだけではなく，社会的障壁によって症状の程度や現れ方が異なることも多いため，クライエントの生い立ちを知る家族などの重要他者に治療協力を仰ぐことはとても大切な診察方法である．

● 精神疾患は，人とのかかわりに障害が現れやすいため，家族，友人，近隣，職場などの人間関係や対処行動などについても把握しながら治療選択を行っていく．

治療の説明と同意

● 治療関係の大前提は信頼関係の構築である．良好な治療関係はその後の治療を左右するため，患者の認知機能が障害されているような状況においても，最大限人権に配慮した説明を行う必要がある．

● 近年，治療者とクライエントがともに適切な治療について考え，治療選択し，その決定に両者が合意するための相互作用的なプロセス（SDM：共同意思決定）の重要性が高まっている．

● SDMの立場では，治療についてのクライエントのニーズや生活上大切にしている価値観，さらにクライエントの人生に影響を及ぼしたトラウマ体験などについても，クライエントが言葉にできるような関係性を築いていく必要がある（TIC：トラウマインフォームドケア）．

● このような関係性のなかで治療同盟を構築していくためには，ていねいな説明のうえで納得して選択できることが求められる．

2 神経学的診察

診察の目的

- 神経学的診察とは，脳や神経の機能を調べるために行う一連の診察のことをいい，機能異常の有無を網羅的に確認することができる.
- 局所診断に役立ち，その場で診察を行いリアルタイムで機能を評価できることが最大の特徴である.

神経学的診察項目

- 表1に主な神経学的診察項目，表2にジャパン・コーマ・スケール（JCS），表3にグラスゴー・コーマ・スケール（GCS）を示す.

表1 主な神経学的診察項目

□ 意識・精神状態：ジャパン・コーマ・スケール（JCS），グラスゴー・コーマ・スケール（GCS）など
□ 言語：失語，構音障害，嗄声，開鼻声の有無など
□ 脳神経：視力，視野，眼球運動，顔面感覚，聴力，めまい，咽頭反射，嚥下，舌萎縮など
□ 運動系：筋トーヌス，筋萎縮，線維束性収縮，関節変形・拘縮，不随意運動など
□ 感覚系：触覚，痛覚，温度覚，振動覚，位置覚，異常感覚など
□ 反射：ホフマン，トレムナー，バビンスキー，チャドックなど
□ 協調運動：一連の動作を協調させる機能（踵-膝，反復拮抗運動など）の正常と拙劣
□ 髄膜刺激徴候：項部硬直の有無，ケルニッヒ徴候の有無
□ 脊柱：正常か異常か，ラゼーグ徴候の有無
□ 姿勢：正常か異常か

□ 自律神経：排尿機能・排便機能，起立性低血圧の有無
□ 起立，歩行：ロンベルク試験，マン試験，歩行の正常と
　　異常，つぎ足歩行やしゃがみ立ちの状況

表2　ジャパン・コーマ・スケール（JCS）

I. 刺激しないでも 覚醒している 状態	1	だいたい意識清明だが，今ひとつはっきりしない
	2	見当識障害がある
	3	自分の名前，生年月日がいえない
II. 刺激すると 覚醒する状態	10	普通の呼びかけで容易に開眼する
	20	大きな声または身体をゆさぶることにより開眼する
	30	痛み刺激を加えつつ呼びかけを繰り返すと，かろうじて開眼する
III. 刺激をしても 覚醒しない 状態	100	痛み刺激に対し，払いのけるような動作をする
	200	痛み刺激で少し手足を動かしたり，顔をしかめる
	300	痛み刺激に反応しない

R：不穏，I：失禁，A：自発性喪失
例：意識レベル3で自発性喪失の場合は3-A，意識レベル20
　　で不穏および失禁の場合は20-RIとする．R，I，Aのどれ
　　にも該当しなければ数値のみ．

Memo

129

表3 グラスゴー・コーマ・スケール (GCS)

開眼 (Eye)	4	自動的に開眼
	3	呼びかけで開眼
	2	痛み刺激で開眼
	1	開眼しない
言語 (Verbal)	5	見当識あり
	4	混乱した会話
	3	不適切な言葉
	2	理解不可能な音声
	1	発語なし
運動 (Motor)	6	指示に従う
	5	痛みの部位に手を持っていく
	4	痛み刺激から逃避する
	3	痛み刺激に対して屈曲運動を示す
	2	痛み刺激に対して伸展運動を示す
	1	痛みに対して反応なし

Memo

3 血液検査・心電図

■血液検査

血液検査の目的

● 血液検査の項目（表1）によって体のどこに異常（表2）をきたしているのかを発見することができ，生活習慣による身体の影響も推測することができる．

表1 血液検査の項目

①血液検査一般，血液ガス分析

項目名称	基準値	単位
WBC（白血球数）	3.9〜9.8	×10³/μL
RBC（赤血球数）	M：4.27〜5.70 F：3.76〜5.00	×10⁶/μL
Hb（ヘモグロビン（血色素量））	M：13.5〜17.60 F：11.3〜15.2	g/dL
Hct（ヘマトクリット）	M：39.8〜51.8 F：33.4〜44.9	%
PLT（血小板数）	13.0〜37.0	×10⁴/μL
フィブリノゲン	150〜400	mg/dL
PT（プロトロンビン時間）	9.0〜13.0 70〜140	秒（正常対象±2秒以内）%
PI-INR（プロトロンビン時間国際標準化比）	0.9〜1.1	
FDP（フィブリン/フィブリノゲン分解産物）	5.0以下	μg/mL
Dダイマー	1.0以下（LPIA法） 0.5以下（ELISA法）	μg/mL μg/mL

表1つづき

(動脈) pH	7.36〜7.44	
$PaCO_2$ (動脈血二酸化炭素分圧)	36.0〜44.0	Torr
PaO_2 (動脈血酸素分圧)	80〜100	Torr
HCO_3^- (重炭酸イオン)	22〜26	mEq/L
(動脈) BE：塩基過剰	−2.5〜+2.5	mEq/L
CaO_2 (動脈血酸素含量)	17.8〜21.8	Vol%
SaO_2 (動脈血酸素飽和度)	95以上	

②免疫化学

TP (総タンパク)	6.5〜8.2	g/dL
Alb (アルブミン)	4〜5	g/dL
T-Bil (総ビリルビン)	0.20〜1.10	mg/dL
D-Bil (間接ビリルビン)	0.50以下	mg/dL
BUN (尿素窒素)	8.0〜20.0	mg/dL
CRE (クレアチニン)	M：0.60〜1.10 F：0.40〜0.80	mg/dL
eGFR (推算糸球体濾過値)	60以上	mL/分 /1.73m^2
UA (尿酸)	M：3.0〜7.0 F：2.4〜7.0	mg/dL
AST (GOT)	10〜40	IU/L
ALT (GPT)	5〜42	IU/L
ALP (アルカリホスファターゼ)	110〜350	IU/L
γ-GTP (γ-グルタミルトランスフェラーゼ)	M：10〜80 F：10〜40	IU/L

表1つづき

ChE（コリンエステラーゼ）	M：240～490 F：200～460	IU/L
LDH（乳酸脱水素酵素）	120～240	IU/L
CK：クレアチニンキナーゼ	M：40～200 F：40～165	IU/L
AMY：アミラーゼ	35～125	IU/L
HbA1c（NGSP）	4.6～6.2	%
GLU（血糖（空腹時））	60～110	mg/dL
TC（総コレステロール）	140～219	mg/dL
TG（トリグリセリド）	50～149	mg/dL
HDL-コレステロール	M：40～99 F：40～109	mg/dL
LDL-コレステロール	70～139	mg/dL
Na（ナトリウム）	135～148	mg/dL
K（カリウム）	3.5～4.8	mg/dL
Cl（クロール）	98～110	mg/dL
Ca（カルシウム）	8.5～10.5	mg/dL
P（リン）	2.5～4.5	mg/dL
Fe（血清鉄）	M：60～80 F：50～170	μg/dL
CRP（C反応性タンパク（定量））	0.30以下	mg/dL

M：男性，F：女性

表2　血液検査でわかる主な体の異常

異常	検査項目
肝機能障害	AST・ALT・γ-GTP・TP・Alb
腎機能障害	CRE, BUN, eGFR
膵機能障害	AMY
脂質異常	TC, TG, HDL-コレステロール, LDL-コレステロール
糖代謝異常	GLU, HbA1c,
低栄養	Alb, ChE, Hb
炎症・感染症	CRP, WBC

定期的な採血の必要性

- 心身の症状は相関しており，身体疾患によって精神症状が現れていることもあるため，血液検査で確認を行う．
- 向精神薬を投与している場合，副作用を予防するために定期的な採血を実施することがある．
- 精神疾患に使用する薬剤は，血中濃度によって投薬量を検討するものも多く，中毒症状を防ぐためにも実施される（表3）．
- クロザピンに関しては，重篤な副作用である無顆粒球症等の早期発見を目的として，開始後26週間は週1回，問題がなければ週2回へ変更し，52週以降で週4回の検査が推奨されている．

表3 有効血中濃度と副作用

薬剤	有効血中濃度	中毒症状	定期的な採血
炭酸リチウム	0.6〜1.2 mEq/L	振戦，嘔気・嘔吐，傾眠，意識障害，運動障害など	維持量が決まるまでは1週間に1回をめどに測定．維持量投与中は2〜3か月に1回測定．
バルプロ酸ナトリウム	50〜100 μg/mL	振戦，嘔気・嘔吐・意識障害，肝毒性など	投与初期6か月間は定期的に肝機能検査を行う．その後も定期的な測定が望ましい．
カルバマゼピン	4〜12 μg/mL	めまい，中毒性表皮壊死症，低ナトリウム血症など	服用後8〜12時間後に採血を実施し，その後は定期的に実施する（中毒症状は3か月以内に生じやすい）．
フェニトイン	10〜20 μg/mL	振戦，めまい，複視，構音障害，運動失調など	次回投与前もしくは投与2〜4時間以後に行う．

Memo

■心電図

心電図検査の目的

● 心電図(図1)では不整脈等の脈拍の異常や虚血性心疾患の有無を確認することができる.

精神疾患に伴う循環器症状

● フェノチアジン系やブチロフェノン系の抗精神病薬,三環系抗うつ薬などを投与した際にQT間隔が延長することが知られている.

● 心拍は,交感神経と副交感神経からなる自律神経によって,コントロールされているため,精神疾患では不整脈などの循環器症状を呈しやすい傾向にある.

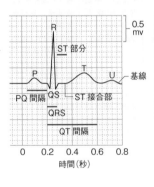

名称	意味と基準値
P	左右心房の興奮過程 P波の開始〜終了: 0.11秒未満
PQ	房室間伝導時間 P波の開始〜Q波の開始:0.12〜0.20秒
QRS	左右心室の興奮過程 QRS波の開始〜終了:0.10秒未満
ST	心室興奮の回復過程 QRS波の終了〜T波の開始:0.12〜0.15秒
T	心室興奮の回復終了 T波の開始〜終了: 0.12〜0.25秒
QT	心室収縮期時間 QRS波の開始〜T波の終了:R-R間隔の1/2

図1 心電図の基本波形

4 脳波検査

脳波検査の目的

● 脳が出している微小な電気を記録して，大脳の活動状態を調べる検査である.

脳波検査の概要（表1）

● 一般的に，てんかんなどの発作性意識障害，睡眠障害，頭部外傷による中枢神経障害，薬物中毒などの意識障害などの検査に用いられる.

● てんかん患者の脳波検査に関しては，薬物療法等が終了した後も，年に1～2回の脳波検査を推奨している.

● 脳波検査の所要時間は通常，覚醒と睡眠時の記録を20分程度行い，1時間前後で終了する.

表1　脳波の種類

種類	特徴
δ（デルタ）波	深い睡眠状態または意識がまったくない状態. 周波数は0.5～4Hz，振幅は20～200μV程度の波形を示す.
θ（シータ）波	浅い睡眠状態または意識がかなり低い. 周波数は4～7Hz，振幅は10～50μV程度の波形を示す.
α（アルファ）波	心がゆったりとしたリラックス状態. 周波数8～13Hz，振幅30～60μV程度の比較的規則正しい波を示す.
β（ベータ）波	緊張，不安，イライラといった気分が強い状態. 周波数14～30Hz，振幅30μV以下の不規則な波を示す.

脳波検査の流れ（図1）

① 頭に専用のキャップをかぶり，電極を装着する.

② ベッドに臥床し，覚醒状態で記録を開始する.

③ 覚醒時は眼を開閉したり，光刺激を加えたり，深呼吸を行ったりし，眠っている状態でも記録を行う.

④ 睡眠が難しい場合は，医師の指示で睡眠導入剤を使用することもある.

⑤ 記録がとれれば，電極をはずして検査は終了.

検査に伴う注意点

● 外来の場合は，睡眠導入剤を使用することもあるため，患者本人が車の運転をして来院しない. また，できるだけ付き添い者と一緒に来院を促す.

● 検査中は，刺激を与えないよう人の出入りや会話は避ける.

● 脳波検査は精神状態などに影響を受けやすく，筋緊張や体動によって筋電図が混入すると正確な診断ができない恐れがある. そのため，事前に検査に伴う不安感を払拭できるよう援助する.

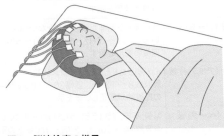

図1　脳波検査の様子

5 睡眠ポリグラフ検査

検査の目的

● 睡眠ポリグラフ検査（PSG検査）は，睡眠中の脳波・眼球運動・心電図・呼吸・いびき・酸素量などの生体活動を測定し，睡眠障害を診断する検査である（図1）.

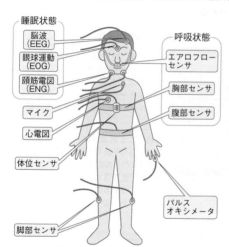

図1 睡眠ポリグラフ検査の様子

対象疾患

● 中枢性過眠症，閉塞性睡眠時無呼吸，レム睡眠行動障害などの睡眠時随伴症，周期性四肢運動障害などの睡眠関連運動障害

睡眠時無呼吸症候群（SAS）とは

- 睡眠中に頻繁に起こる無呼吸や呼吸量の減少のことであり，原因によって「中枢性」と「閉塞性」に分類される（表1）.
- 無呼吸とは呼吸に伴う気流が鼻孔（鼻の通り道）あるいは口の通り道で10秒以上停止した状態のことであり，平均して1時間に5回以上繰り返されればSASと診断される.

表1 **睡眠時無呼吸症候群の原因**

中枢性 (OSA)	肺や胸郭，呼吸筋，末梢神経には異常がなく，呼吸中枢の機能異常により呼吸筋への刺激が消失して，無呼吸を呈する．SASの1〜2％と少なく，心不全の患者に見られることがあり，呼吸努力が認められない．
閉塞性 (CSA)	睡眠中に上気道が閉塞して無呼吸を呈する．SASの9割程度が閉塞性に該当し，睡眠中にのどの筋肉が弛緩して舌根や口蓋垂，軟口蓋が落ち込むことで狭窄が生じる．呼吸努力はあるので無呼吸の間でも胸壁と腹壁は奇異運動を示す．

〈 主な症状 〉

- 激しいいびき，不眠症状，いびきに続いて10秒以上呼吸が止まる，息がつまる，日中著しい眠気がある.

〈 診断 〉

- 周囲の人から激しいいびきや無呼吸を指摘されたり，日中に強い眠気が生じるなどの状況があれば受診し，睡眠ポリグラフィ検査で呼吸が止まったり，浅くなったりする回数（無呼吸低呼吸指数；AHI）が1時間に5回

以上に増加すると睡眠時無呼吸症候群と診断される.

● 重症度は, 睡眠1時間あたりの無呼吸及び低呼吸の合計回数 (AHI) で判定する (表2).

表2 **睡眠時無呼吸症候群の重症度**

軽症	5≦AHI<15
中等症	15≦AHI<30
重症	30≦AHI

検査の注意点

● さまざまな医療器具を装着するため, 検査については痛みや危険を伴う検査ではないことをていねいに説明し, 安心できるように配慮する.

● 覚醒時に誤って医療器具をはずしたり, 器具の電源を止めてしまうと正確に計測できない可能性があるため, 十分な説明を行っておくこと.

● 検査当日のカフェインやアルコールなどの睡眠の質を妨げる飲み物は避ける.

● 指先にパルスオキシメーターを装着するため, ネイルなどは除去しておく.

● 脳波検査を行うため, 整髪料などはシャワー時に落としておくこと.

● 常用薬がある場合は, 事前に医師に報告をして検査までの使用方法について確認を行っておく.

Memo

6 神経画像検査

検査の目的

● 神経画像診断には，主に脳や神経系の形を調べる形態画像診断と，脳の機能を調べる機能画像診の2種類がある．

形態画像診断（表1，2，図1）

● 脳の形態をみる検査では，認知症の早期診断や疾病の進行や治療効果の評価に有用である．
● 脳の血腫，腫瘍の有無，梗塞や出血の有無を調べ，緊急に治療を要する疾患を特定することができる．
● MRIでは脳の萎縮の状態も確認できるため，認知症の診断に最も多用されている検査である．

表1 コンピュータ断層撮影（CT）

媒体	・X線を多方向から照射し，撮影した画像を断層撮影法の画像処理を行う．
メリット	・空気や石灰化の描出が明瞭なため，肺炎や血管の石灰化や結石などの描出に優れている． ・短時間で広範囲を撮影することができ，空間分析力が高い． ・短時間（5分程度）で終了する検査である． ・検査中の機械音が小さい．
デメリット	・放射線検査に比べ，被ばく線量が高い（基本的に健康被害をもたらす被ばく線量ではない）． ・骨に囲まれている部位はアーチファクトが出やすい． ・病気によって正常組織とのコントラストをつけるため造影剤を使わないと診断が難しいことがある．
対象疾患	・脳出血，くも膜下出血，脳梗塞，脳腫瘍，肺がんや肺炎など

表2 磁気共鳴画像法（MRI）

媒体	・体に電磁波をあて，細胞内の水と共鳴させることで，脳全体の断面画像を描写する．
メリット	・空造影剤を使わなくても血管の撮影ができる． ・脳血管や脊椎や四肢，または子宮，卵巣，前立腺などの骨盤腔に生じた病変などの描出に優れている． ・骨によるアーチファクトが少ない． ・短時間で広範囲を撮影することができ，空間分析力が高い． ・磁気を用いて検査するため，被ばくしない．
デメリット	・CTに比べ撮影時間に30分程度を要するため，閉所恐怖症の方には向かない． ・体内にボルトやペースメーカーのある人は撮影不可である． ・検査中の機械音が大きい．
対象疾患	・脳梗塞（ラクナ梗塞），脳動脈瘤，脳動脈奇形などの異常，骨腫瘍病変，認知症など

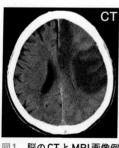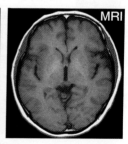

図1　脳のCTとMRI画像例

(落合慈之監：脳神経疾患ビジュアルブック．p.22-23，Gakken，2009より引用)

● 脳の機能をみる検査は，RI（ラジオアイソトープ）検査とも呼ばれ，人体臓器の生理学的な機能情報を画像から判定する検査である．
● 臓器の機能が低下すると血流が低下するため，血流低下の状況を確認することで早期診断や鑑別診断や予後診断に活用される．

表3　単一光子放射断層撮影（SPECT）

媒体	・SPECTでは1方向の放射線を放出する放射性同位元素を利用した薬剤（トレーサ）を体内に投与し，放射能の分布を測定して画像化する．
メリット	・パーキンソン症候群，レビー小体型認知症における変化を調べることにより，アルツハイマー型認知症などとの鑑別診断に有効な，認知症確定診断には欠かせない検査である． ・PETよりも安価で受けられる．
デメリット	・PETに比べて感度が悪い．
対象疾患	・アルツハイマー型認知症，レビー小体型認知症パーキンソン病など

Memo

表4　陽電子放射断層撮影（PET）

媒体	・PETでは2方向の放射線を放出する放射性同位元素を同時に正反対の方向に放出する放射性同位元素を利用した薬剤を体内に投与し，放射能の分布を測定して画像化する.
メリット	・細胞の活動状態を視覚的にとらえることによってがん細胞を発見するため，腫瘍が良性か悪性かを診断するのに有効である. ・SPECTよりも感度が高い.
デメリット	・放射線検査に比べ，被ばく線量が高い（基本的に健康被害をもたらす被ばく線量ではない）. ・サイクロトロンを使用するため，SPECTよりも効果で検査ができる対象施設が限られる.
対象疾患	・難治性てんかん，虚血性心疾患，初期のがんの早期発見，アルツハイマー型認知症など

Memo

7 髄液検査

髄液検査の目的

● 体内の脳脊髄液を採取し，そのなかに含まれるタンパク質や糖の量，細胞の数や形態を検査して異常が疑われる病気の診断および治療効果判定のために実施される．

● 髄液採取法は一般的な腰椎穿刺法と，脳室穿刺（脳室ドレナージ）や後頭下穿刺（大槽穿刺）など頭部を直接穿刺する方法とに分けられる．

対象疾患

● 中枢神経系の感染症（髄膜炎，脳炎），くも膜下出血，多発性硬化症，脳ヘルニア，脊髄疾患，髄膜白血病，脳腫瘍，ベーチェット症候群，ギラン・バレー症候群，サルコイドーシス，転移腫瘍などがある．

腰椎穿刺（ルンバール）の実際（図1，表1，2）

〈 実施方法 〉

① ベッドに横向きで寝て，背中をできるだけ丸める．

② 針を刺す腰の部分を露出する．

③ 針を刺す部分を消毒し，局部麻酔を注射する．

④ 麻酔が効いてきたら，ヤコビー線上の第4腰椎棘突起を目安に，第3腰椎と第4腰椎の間もしくは第4腰椎と第5腰椎の間に穿刺する．

⑤ 大人の場合は，10cc前後の髄液を採取後，針を抜く．

⑥ 医師の指示により，クエッケンステットテストの介助を行う．

⑦終圧を確認する.

⑧1〜2時間程度ベッドの上で安静にする.

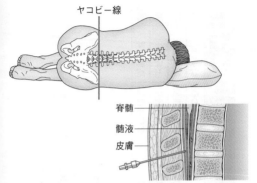

図1　**腰椎穿刺の患者の体位と穿刺部位**

腰椎穿刺後の合併症とケア

● 腰椎穿刺による髄液穿刺でも髄液量および圧の減少をもたらすため, 頭痛 (低髄液圧性頭痛) を伴うことがある. 穿刺後の頭痛は, 数時間から1〜2日後に起き, しばしば頸部の痛みや嘔吐を伴う. 完全に安静を保ち, 髄液の再生を促進するため水分摂取を促す.

● 穿刺を行う部分が感染していたり, 清潔操作が十分に行えなかった場合などで, 髄膜炎 (感染症) を生じることがある. 検査終了後は, 発熱, 頭痛, 嘔吐, 意識障害の有無を観察していく.

● まれに腰椎穿刺後に脊柱管の外側に血腫ができて神経が圧迫されることで, 脊髄硬膜外血腫や症候性脊髄硬膜外液体貯留が生じることがある. 検査終了後は, 臀部や足の痛み, しびれの観察に心がける.

表1 髄液の性状

髄膜炎の種類	外観	液圧 (mmH₂O)	細胞数	細胞の種類	タンパク質 (mg/dL)	糖 (mg/dL)
正常	水様透明	60～150	5以下	単核球のみ	45以下	50～80
ウイルス性髄膜炎	水様透明	上昇	上昇 (20～100)	単核球優位	軽度上昇	不変
細菌性髄膜炎	混濁～黄色	上昇	高度上昇	多核球優位	上昇	減少
くも膜下出血	血性～黄色	高度上昇	軽度上昇	単核球優位	高度上昇	減少

表2 髄液検査の禁忌

- 穿刺部位の感染がある
- 出血傾向や凝固系機能に異常がある
- 頭蓋内腫瘍性病変、髄液流出障害、または脊髄における髄液閉塞による頭蓋内圧亢進
- 局所麻酔によるアレルギーを起こすリスクがある

8 心理検査

心理検査の目的

● クライエントの性格傾向や知的・発達段階，認知機能などについて客観的に測定，把握し，診断や治療の参考のために実施される（表1）.

表1　代表的な心理検査例

[知能検査]

検査名	特徴
WAIS （ウェクスラー成人知能検査）	対象年齢は16歳0か月から90歳11か月で，しばしば発達障害特性についての傾向をとらえるために用いられる.
WISC （ウェクスラー小児用知能検査）	5歳0か月〜16歳11か月の子どもを対象とし，子どもの得意・不得意などの発達のバランスを知るための検査の1つとして，日本で広く活用されている.
田中ビネー式知能検査	2歳〜成人を対象とし，年齢ごとに発達水準を検査して発達障がいの診断にも用いられる検査方法である.

[発達障害スクリーニング]

検査名	特徴
AQ （自閉症スペクトラム指数）	個人の自閉症傾向を測定する目的で開発され，高機能自閉症やアスペルガー症候群を含む自閉スペクトラム症のスクリーニングにも使用できる.
PARS （親面接式自閉スペクトラム症評定尺度）	自閉スペクトラム症（ASD）の発達・行動症状について母親（母親から情報が得がたい場合は他の主養育者）に面接し，その存否と程度を評定する.

表1つづき

CAARS（成人ADHDの症状重症度を把握するための評価尺度）	18歳以上を対象とした，注意欠如・多動症（ADHD）の重症度を把握するための評価尺度である．

[性格検査]

検査名	特徴
MMPI（ミネソタ多面的人格目録性格検査）	15歳〜成人を対象とした人格特徴の検査方法である．
Y-G性格検査（矢田部ギルフォード性格検査）	日本の文化や環境に合うように標準化した性格検査で，「情緒特性」「人間関係特性」「知的活動特性」などを診断することができる．
TEG（東大式エゴグラム）	交流分析理論に基づいて，5つの自我状態のバランスから，性格特性と行動パターンを把握する．

[気分障害スクリーニング]

検査名	特徴
MADRS（モンゴメリー・アスベルグうつ病評価尺度）	うつ病の重症度を評価するための自己記入式評価尺度である．
BDI（ベック抑うつ質問票）	13歳〜80歳を対象とした世界的に最も広く使用されている抑うつ評価尺度である．
YMR（ヤング躁病評価尺度日本語版）	躁病エピソードの重症度を評価するための尺度である．

[強迫症スクリーニング]

検査名	特徴
YALE-BROWN強迫観念・強迫行為評価スケール	強迫症の重症度を評価するための尺度である．

表1つづき

[アルコール依存症スクリーニング]

検査名	特徴
新KAST（新久里浜式アルコール症スクリーニングテスト）	日本人向けアルコール依存症のスクリーニングテストである．

[認知症スクリーニング]

検査名	特徴
HDS-R（改訂版長谷川式簡易知能評価スケール）	認知症のスクリーニングに用いられる，日本で広く使用されている認知機能テストである．
MMSE（ミニメンタルステート検査）	短時間で簡潔に行える検査で，低下している認知機能の種類や低下度合いを客観的に確認できる．
MoCA-J（日本語版 Montreal Cognitive Assessment）	主として軽度の認知機能低下を評価するツールとして活用されている．

[精神症状の尺度]

検査名	特徴
BPRS（簡易精神症状評価尺度）	幻覚による行動，猜疑心，概念の統合障害，情動の平板化，情動的引きこもりなど統合失調に比較的特有の症状だけでなく，興奮，誇大性，抑うつ，罪責感，心気症，不安，緊張失見当識など，疾患を特定しない評価項目が比較的多く含まれていることが特徴である．
PANSS（陽性・陰性症状評価尺度）	主として統合失調症の精神状態を全般的に把握することが目的として作成された評価尺度である．

治療における
ケア：身体療法

修正型電気けいれん療法（mECT）

目的

- 脳に電気的刺激を加えることで，脳内に発作を誘発させ，さまざまな精神症状を改善させる．

治療の概要

- 修正型電気けいれん療法（modified electro convulsive therapy：mECT）の適応は，「適応となる状況」と「適応となる診断」の組合せとそのバランスを考慮したうえで決定される（図1）．
- mECTはすべての精神疾患に有効なものではなく，また再発・再燃率の高い治療でもあるため，他の治療と組み合わせながら，維持療法を検討していく必要がある．
- mECTは，全身麻酔下で行う安全性の高い治療の1つであるが，まったく副作用が生じないというわけではない．
- 副作用は，頭痛，一過性の記憶障害，せん妄，吐き気，筋肉痛などがあり，ほとんどの場合短時間で回復する．

治療の頻度

- 1回の治療における通電は3回まで．
- 一般的に週1～3回程度実施され，1クール6～12回である．

適応となる状況

〈1次治療として適応となる状況〉

- 迅速で確実な臨床症状の改善が必要とされる場合（自殺の危険，拒食，低栄養，脱水による身体衰弱，昏迷，錯乱，興奮，焦燥を伴う重症精神病など）
- 他の治療法の危険性がECTの危険よりも高いと判断される場合（高齢者，妊娠，身体合併症など）
- 以前の1回以上のエピソードで，薬物療法の反応が不良であったか，ECTの反応が良好であった場合
- 患者本人の希望

〈2次治療として適応となる状況〉

- 薬物の選択，用量，投与期間，アドヒアランスの問題を考慮したうえで，薬物療法に対する抵抗性が認められる場合
- 薬物療法に対する忍容性が低いか副作用が認められ，ECTのほうが副作用が少ないと考えられる場合
- 薬物療法中に患者の精神状態または身体状態の悪化が認められ，迅速かつ確実な治療反応が必要とされる場合

適応となる診断

〈適応となる主要な診断〉

- 大うつ病：単極性大うつ病，双極性大うつ病
- 躁病：双極性障害（躁病性，混合性）
- 統合失調症（特に急性発症，緊張病症状，感情症状を伴うもの）および関連する精神病性障害（統合失調症様障害，統合失調感情障害，特定不能の精神病性障害など）

〈適応となるその他の診断〉

- その他の精神疾患：難治性強迫性障害など
- 身体疾患に起因する続発性の重症緊張病性障害，精神病性障害，感情障害など
- 身体疾患：悪性症候群，パーキンソン病，慢性疼痛など

図1 電気けいれん療法の適応

（本橋伸高ほか：電気けいれん療法（ECT）推奨事項 改訂版. 精神経誌115
(6)：586-600，2013より抜粋して作成）

治療までの流れ（図2）

術前の準備

- mECTおよび麻酔等についてのインフォームド・コンセントを行う.
- 同意後は術前検査として血液検査, 尿検査, 心電図, レントゲン, 頭部CT, 脳波などを行う.
- 治療日は麻酔中の誤嚥防止のため, 前日（例：21時）から絶飲食とする.

当日の準備

- 更衣時に深部静脈血栓症合併のリスクを考慮し, 弾性ストッキングを着用してもらう.
- 病室で点滴を実施し, 治療室のベッドに移動して仰向けに臥床する.
- 心電図, 血圧計, 経皮的酸素飽和度のモニター類, パルス波刺激電極, けいれん発作のモニタリングである脳波計, 筋電図また運動発作を確認できるように四肢のいずれかを駆血するターニケット（駆血帯）を装着する.
- モニタリングに問題がないことを確認後, 十分な酸素化を行う.

mECTの実施

- 筋弛緩薬を注射し, 1〜2分で十分な筋弛緩が得られるまで, 麻酔科医が麻酔器等を使用し, 人工換気を行う.
- 筋線維束れん縮が四肢まで確認されたら, 通電を行う.
- 治療終了後, 回復室を使用し, 約1時間程度リカバリーケアを実施する.
- 意識回復, 自発呼吸がみられたら帰室する.
- 覚醒後には, 一時的に頭痛, 吐気, 筋肉痛を生じたり, 麻酔の影響によってもうろう状態を呈することがあるため, 十分な観察と状態に応じた対処が求められる.

図2　治療までの流れ

2 高照度光療法

目的

● 強烈な光を朝に浴びせることによってメラトニンの分泌を整え，体内時計のリズムの調整をはかる．

適応疾患

● 概日リズム睡眠障害，冬季うつ病，児童や高齢者の不眠，アルツハイマー型認知症の徘徊，夜勤や交代勤務がある人の睡眠リズムの改善などに効果がある．

治療の概要

● 生体にみられるさまざまなリズムは，視床下部に存在する視交叉上核の生体時計機構によって駆動されている．
● 生体では，明から暗，暗から明の照度変化を感知することでリズムの位相変化が起こっており，高照度光療法は，この位相変位作用を利用して効果を発揮する．
● 高照度光療法は，体で光を浴びるのではなく，目に強い光を多量に取り入れることで，脳の視床下部にある体内時計を調整して概日リズムを整える（図1）．

治療の実際例

● 室内などの整えられた環境を設定し，蛍光灯に似た2,500～10,000ルクスの高照度光を照射し（図2，表1），1分ごとに数秒は光源を見るか直視しなくても視界に光が入るようにする（図3）．

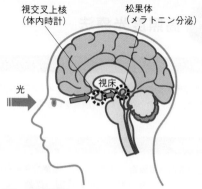

視交叉上核
（体内時計）

松果体
（メラトニン分泌）

光

視床

図1　作用機序
（日本精神科看護協会監：精神科ナースポケットブック．p.224，
Gakken，2019より引用）

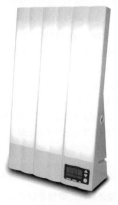

図2　高照度光療法器具（ブライトライトME＋）
（写真提供：オーバー・ザ・トップ）

表1 照射距離と使用時間例

使用時間	照射距離	必要照度
20〜30分	30cm	10,000ルクス
40〜60分	50cm	5,000ルクス
80〜120分	70cm	2,500ルクス

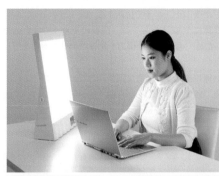

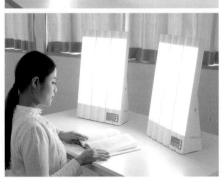

図3 対面式高照度光療法

(写真提供：オーバー・ザ・トップ)

- 1日1〜2時間の照射を1〜3週間行い，照射時は視界に光が入る状況であれば，読書や食事をとりながら，また座位でなく臥床した状態で行ってもよい.
- 有効性が高いとされる朝方に行うことが多いが，日中や夕方に行うこともある.
- うつ病に対し50〜60％の有効性が認められている.
- 効果は照射開始後3日目くらいから現れはじめ，照射中止後3日くらいまで持続する.
- 高照度光療法単独では，症状の寛解までは見込めないため，他の治療や両方を組み合わせて治療を行っていく.
- 治療にあたって重篤な副作用はないものの，まれに頭痛，眼精疲労，いらいら感，吐き気，めまい，不眠などを生じることが確認されている.

引用・参考文献

1) 大川匡子：第3章　健康なくらしに寄与する光　2　光の治療的応用－光による生体リズム調節－.　光資源を活用し，創造する科学技術の振興－持続可能な「光の世紀」に向けて－（文部科学省科学技術・学術審議会・資源調査分科会報告書）．平成19年9月5日

Memo

_____

_____

_____

_____

_____

第 **5** 章

薬物療法

薬物療法

1 向精神薬の分類と理解

定義

- 主に脳の中枢神経系に作用し，その薬理作用が思考・感情・意欲などの精神機能にある薬剤の総称で，主に精神疾患の治療に用いられる薬物をさす（図1）.
- 向精神薬は，その乱用の危険性と治療上の有用性により，第1種向精神薬，第2種向精神薬，第3種向精神薬の3種類に分類されている（表1）.

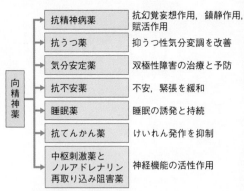

向精神薬	抗精神病薬	抗幻覚妄想作用，鎮静作用，賦活作用
	抗うつ薬	抑うつ性気分変調を改善
	気分安定薬	双極性障害の治療と予防
	抗不安薬	不安，緊張を緩和
	睡眠薬	睡眠の誘発と持続
	抗てんかん薬	けいれん発作を抑制
	中枢刺激薬とノルアドレナリン再取り込み阻害薬	神経機能の活性作用

図1　向精神薬の分類

Memo

表1　向精神薬：物質名一覧（一部のみ）

分類	物質名	薬理作用
第1種向精神薬	セコバルビタール	中枢抑制
	メチルフェニデート	中枢興奮
	モダフィニル	中枢興奮
第2種向精神薬	アモバルビタール	中枢抑制
	フルニトラゼパム	中枢抑制
	ペンタゾシン	鎮痛
第3種向精神薬	アルプラゾラム	中枢抑制
	クロナゼパム	抗てんかん
	ジアゼパム	中枢抑制

（厚生労働省医薬食品局監視指導・麻薬対策課：薬局における向精神薬取扱いの手引，平成24年2月より抜粋
https://www.mhlw.go.jp/bunya/iyakuhin/yakubuturanyou/dl/kouseishinyaku_02.pdfより2023年9月21日検索）

Memo

2 抗精神病薬

効果

- 幻覚・妄想状態の改善または軽減
- 興奮を抑える
- 考えをまとめる
- 気持ちや神経を和らげる
- 意欲の減退を改善する
- 再発を予防する

作用機序（図1，2）

- 日常的な快感を感じたときに脳内に分泌される脳内神経伝達物質としてドパミンがあり，統合失調症のように現実認識が低下し，幻覚，妄想が生じている状態になると，ドパミン系ニューロンの活動異常が生じる．
- この活動異常に対処するのが抗精神病薬であり，主な薬理作用は，ドパミン系ニューロンの病的活動を抑制することにある．
- 抗精神病薬によって脳内のドパミン受容体をブロックし，神経伝達の流れを止めることで，精神症状を軽減させる．

Memo

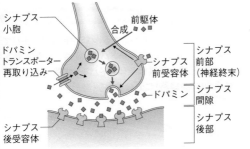

シナプス
小胞

ドパミン
トランスポーター
再取り込み

シナプス
後受容体

前駆体

合成

シナプス
前受容体

ドパミン

シナプス
前部
（神経終末）

シナプス
間隙

シナプス
後部

図1　ドパミン神経のシナプス

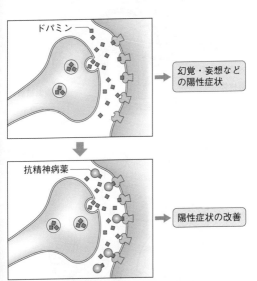

ドパミン

幻覚・妄想など
の陽性症状

抗精神病薬

陽性症状の改善

図2　抗精神病薬の作用機序

4つのドパミン経路と抗精神病薬の作用

● ドパミンを神経伝達物質とするドパミン神経は, 中枢では4つの経路 (中脳辺縁系ドパミン経路, 中脳皮質系ドパミン経路, 黒質線条体系ドパミン経路, 漏斗下垂体系ドパミン経路) に分類される (図3).

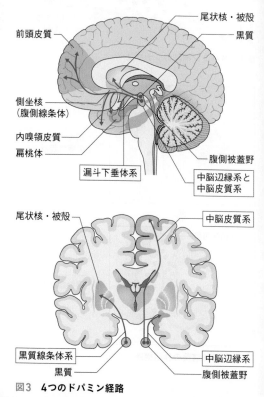

図3 **4つのドパミン経路**

①中脳辺縁系ドパミン経路

● ドパミンが過剰になっている状態で，陽性症状に関連している．

②中脳皮質系ドパミン経路

● ドパミンの減少が起きている状態で，陰性症状や認知機能障害に関連している．

③黒質線条体系ドパミン経路

● ドパミンの量に変化はないが，抗精神病薬でドパミン受容体を遮断すると錐体外路症状が起こる（手足がふるえる，じっとしていられなくなる，体がこわばる，正常に歩けなくなる，動作が遅くなるなどの運動機能障害など）．

④漏斗下垂体系ドパミン経路

● ドパミンの量に変化はないが，抗精神病薬でドパミン受容体を遮断すると高プロラクチン血症を生じる（乳汁分泌，月経障害，性機能障害など）．

→①に作用することで薬効が期待されるが，②，③，④に作用すると副作用を生じることになる（図4）．

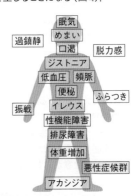

- 錐体外路症状
- 抗コリン作用
- 睡眠障害
- 循環器症状
- 性ホルモン異常
- 悪性症候群（重症）
- 体重増加
- 血糖値上昇

眠気／めまい／口渇／過鎮静／脱力感／ジストニア／低血圧／頻脈／便秘／ふらつき／振戦／イレウス／性機能障害／排尿障害／体重増加／悪性症候群／アカシジア

図4　抗精神病薬の副作用

主に定型抗精神病薬で出現しやすい副作用を示す．

（姫井昭男：精神科の薬がわかる本．p.83, 医学書院, 2011を参考に作成）

抗精神病薬の特徴

- 薬理学的特徴は，ドパミン受容体の遮断である．
- 抗精神病薬は，定型抗精神病薬と非定型抗精神病薬とに分類される．
- 「定型抗精神病薬」はドパミン受容体を遮断することで効果を発揮し，「非定型抗精神病薬」はドパミンだけでなくセロトニンなどのいくつかの神経伝達物質も抑えて総合的に効果を発揮する．

〈 定型抗精神病薬 〉(表1)

- 幻覚・妄想・興奮を抑える作用を持つ薬剤であり，とくに鎮静作用が強い．
- 錐体外路症状，便秘，口の渇き，眠気，起立性低血圧などの副作用が生じやすい．

〈 非定型抗精神病薬 〉(表2)

- 非定型抗精神病薬は，ドパミン受容体の遮断作用だけでなく，セロトニン受容体をはじめとするその他の受容体への遮断作用を有し，かつセロトニン受容体等に対する親和性が強いという特徴がある．
- 幻覚・妄想状態などの陽性症状だけでなく，陰性症状にも効果が期待できる．
- 定型抗精神病薬よりも相対的に錐体外路症状，高プロラクチン血症，性機能障害などを生じさせにくいものの，代謝への悪影響が生じやすいため，脂質異常症や糖尿病には注意が必要である．

【セロトニン・ドパミン拮抗薬（SDA）】

- SDA（serotonin dopamine antagonist）は非定型抗精神病薬の代表的な薬で，幻覚・妄想状態に対

表1 代表的な定型抗精神病薬

分類	一般名	商品名
フェノチアジン系抗精神病薬	クロルプロマジン塩酸塩	コントミン，ウインタミン，クロルプロマジン塩酸塩
	レボメプロマジン	ヒルナミン，レボトミン，レボメプロマジン
	ペルフェナジン	ピーゼットシー，トリラホン
	フルフェナジン	フルメジン糖衣錠，フルデカシン筋注
ブチロフェノン系抗精神病薬	ハロペリドール（内服）	セレネース，ハロペリドール
	ハロペリドールデカン酸エステル（注射）	ハロマンス，ネオペリドール
	ブロムペリドール	インプロメン，ブロムペリドール
	チミペロン	トロペロン
ベンザミド系抗精神病薬	スルピリド	ドグマチール，アビリット，スルピリド
	スルトプリド塩酸塩	バルネチール
	ネモナプリド	エミレース
	チアプリド塩酸塩	グラマリール，チアプリド

して効果があり，強くはないものの鎮静効果も有している．認知機能改善や錐体外路症状を軽減する効果もある．

【多元受容体作用抗精神病薬（MARTA）】

● MARTA（multi-acting receptor targeted anti-psychotic）は幻覚・妄想状態に対する効果が期待され，鎮静作用も強い．抑うつ状態の治療にも用いられる．錐体外路症状は生じにくいが，糖尿病には禁忌である．

● クロザリルは治療抵抗性統合失調症に対して，効果があることが認められている唯一の薬である．ただし，白血球減少や心筋炎，高血糖といった重篤な副作用が出現するおそれがあるため，定期的な血液検査が義務づけられ，入院治療からの開始となる．

【ドパミン受容体部分作動薬（DPA・DSS）】

● DPA[dopamine partial agonist；DSS（dopamine system stabilizer）ともいう]は幻覚・妄想状態に対する効果が期待されるが，鎮静効果は非常に弱い．双極性障害に対しては，ごく少量であればうつ病治療の補助療法として使用できる．

● 他の薬剤よりも錐体外路症状，高プロラクチン血症，過鎮静を生じにくいとされている．

Memo

表2　代表的な非定型抗精神病薬

分類	一般名	商品名
セロトニン・ドパミン拮抗薬（SDA）	リスペリドン	リスパダール
	ペロスピロン塩酸塩水和物	ルーラン
	ブロナンセリン	ロナセン
	パリペリドン	インヴェガ
多元受容体作用抗精神病薬（MARTA）	オランザピン	ジプレキサ, ジプレキサザイディス
	クエチアピンフマル酸塩	セロクエル
ドパミン受容体部分作動薬（DPA・DSS）	アリピプラゾール	エビリファイ

Memo

3 抗うつ薬

効果

● 抑うつ気分，不安，焦燥，意欲低下などのうつ症状を改善する．

作用機序（図1）

● うつ病は神経伝達物質（モノアミン）であるセロトニン，ノルアドレナリンが減少することでうつ症状を呈すると考えられていた（モノアミン仮説）．

● 抗うつ薬の多くはこのような仮説をもとに開発されており，シナプス前部から放出されたセロトニン，ノルアドレナリンが再びシナプスへ再取り込みされることを阻害することで，シナプス後部の受容体へ適量のセロトニン，ノルアドレナリンを伝達する．

抗うつ薬の特徴

● 抗うつ薬の役割は，脳内の環境調整といえる．薬物療法はうつ病の重要な治療の1つであるが，原因そのものに働きかける根本的治療法ではなく，対症療法である．

● 抗うつ薬の効果が現れるまでには，一般的に1〜2週間を要し，患者自身が薬の効果を実感できるようになるには4〜6週間かかる．平均的に6〜8週間ほど使用して効果判定を行う．

● 再発を予防するためには，十分な効果が認められてから半年ほどの服用継続が目安となるが，症状が軽快し

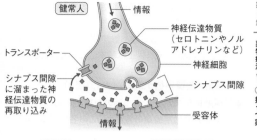

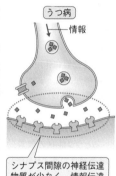

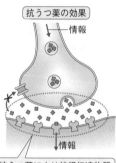

健常人

情報

神経伝達物質
（セロトニンやノル
アドレナリンなど）

トランスポーター

神経細胞

シナプス間隙
に溜まった神
経伝達物質の
再取り込み

シナプス間隙

受容体

情報

うつ病

情報

シナプス間隙の神経伝達
物質が少なく，情報伝達
がよく行えない

抗うつ薬の効果

情報

抗うつ薬により神経伝達物質
の再取り込みがブロックされ
ることで，シナプス間隙中の
神経伝達物質が増加し，情報
伝達が行われる

情報

図1　うつ病が起こるメカニズム

たことで急に服用を中止することで，中止後発現症を
伴うことがある．
● 抗うつ薬は，従来薬といわれる「三環系」「四環系」抗う
つ薬と新世代薬といわれる「SSRI」「SNRI」「NaSSA」
がある．
● 従来薬と比べて新世代薬は，セロトニンやノルアドレナ
リン量の調節に関連した部分に親和性が高いことで選

択性があり，薬の副作用や毒性が大きく軽減されていることが特徴である．

●抗うつ薬を併用する場合，診療報酬上認められるのは2剤までであり，それ以上は基本的に減算される．

〈 三環系・四環系抗うつ薬 〉（表1，図2）

●三環系抗うつ薬は，抗うつ薬の初期に開発された薬で，薬剤成分の化学構造の特徴からこの名前がつけられている．

●セロトニン，ノルアドレナリンのシナプス間での再取り込みを阻害することで，セロトニン，ノルアドレナリンの機能を高めて抗うつ効果を発揮する．

●三環系抗うつ薬は，複数の神経伝達物質に作用するため，副作用が生じやすいという特徴がある．また，高用量を使用すると不整脈やQT延長，けいれん誘発のリスクが高くなる．

●四環系抗うつ薬は，三環系抗うつ薬に続いて開発された薬で，三環系抗うつ薬に比べるとうつ症状の改善効果は弱いものの，副作用は三環系抗うつ薬よりも生じにくいという特徴がある．

●主作用であるうつ症状改善効果よりも副作用のほうが先に発現することによって，服薬中断にいたることも少なくない．

表1 **代表的な三環系・四環系抗うつ薬**

一般名	商品名
イミプラミン塩酸塩	イミドール，トフラニール
クロミプラミン塩酸塩	アナフラニール
アモキサピン	アモキサン
アミトリプチリン塩酸塩	トリプタノール

①抗コリン作用
- 口渇, 便秘, 排尿困難, 霧視など

②抗ヒスタミン作用
- 眠気, 過鎮静, 体重増加など

③抗アドレナリン作用
- めまい, ふらつき, 低血圧など

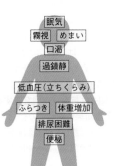

図2 三環系・四環系抗うつ薬の副作用

〈 SSRI, SNRI, NaSSA 〉(表2, 図3)

【SSRI (選択的セロトニン再取り込み阻害薬)】

- SSRI (selective serotonin reuptake inhibitor) は, 三環系・四環系抗うつ薬と違い, セロトニンの再取り込みのみを阻害するため, 従来薬よりも副作用や毒性が軽減されている.

- ただし, 有害反応 (副作用) がないわけではなく, SSRI 等に特有のセロトニン症候群 (不安, 興奮, 錐体外路症状, 自律神経症状) が現れることがある.

- うつ病 (抑うつ状態含む) の治療に効果があることはもちろんのこと, 強迫性障害, 社会不安障害, パニック障害, 心的外傷後ストレス障害 (PTSD: post-traumatic stress disorder) などの疾患に適応する薬もある.

【SNRI（セロトニン・ノルアドレナリン再取り込み阻害薬）】

- SNRI（serotonin-noradrenaline reuptake inhibitor）はセロトニンだけでなく，ノルアドレナリンも増強するため，意欲低下や活動性低下を改善する効果も期待できる．

- SNRIは抗うつ作用を有する薬であるが，慢性疼痛の改善効果に対しての有効性が確立してから，デュロキセチンに関しては「線維筋痛症に伴う疼痛」「慢性腰痛症に伴う疼痛」にも使用されている．

【NaSSA（ノルアドレナリン作動性・特異的セロトニン作動性抗うつ薬）】

- NaSSA（noradrenergic and specific serotonergic antidepressant）は，SSRI，SNRIとは異なる作用機序をもつ，新世代抗うつ薬である．

- ノルアドレナリンの放出を抑えるように働くα_2受容体や，セロトニン放出を抑えるように働く5-HT$_2$受容体，5-HT$_3$受容体を阻害することによって，ノルアドレナリンやセロトニンの放出を促進し，抗うつ作用を発揮する．

- SSRI，SNRIよりも効果発現までの時間が短く，持続的な効果が期待される．

- ただし，眠気やめまいといった精神神経症状や体重増加（副作用）を生じやすいため注意が必要である．

Memo

表2　代表的なSSRI，SNRI，NaSSA

分類	一般名	商品名
SSRI	フルボキサミンマレイン酸塩	デプロメール，ルボックス
	パロキセチン塩酸塩水和物	パキシル
	塩酸セルトラリン	ジェイゾロフト
	エスシタロプラムシュウ酸塩	レクサプロ
SNRI	ミルナシプラン塩酸塩	トレドミン
	デュロキセチン塩酸塩	サインバルタ
NaSSA	ミルタザピン	レメロン，リフレックス

①SSRI，SNRI抗コリン作用

- 吐き気，嘔吐，下痢，便秘などの消化器症状および眠気，めまい，頭痛などの精神神経系症状，セロトニン症候群（重症）

②NaSSA

- 消化器症状は比較的少ないが眠気や体重増加に注意

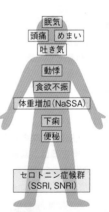

眠気
頭痛　めまい
吐き気
動悸
食欲不振
体重増加（NaSSA）
下痢
便秘
セロトニン症候群（SSRI，SNRI）

図3　SSRI，SNRI，NaSSAの副作用

4 気分安定薬

効果

- 双極性障害において抗躁,抗うつの双方向性の作用をもち,気分変動を抑え,再発を予防する.

気分安定薬の特徴

- 日本で処方されている薬剤は4種類(炭酸リチウム,カルバマゼピン,バルプロ酸ナトリウム,ラモトリギン)で,炭酸リチウム以外は抗てんかん薬として使用されている薬剤である.
- 気分安定薬(炭酸リチウム)の作用機序については不明な点が多く,複合的に中枢神経に作用し感情の高まりや行動を抑え気分を安定化する作用があると考えられている.
- 抗躁状態に対しては炭酸リチウムの効果が高く,混合状態においてはバルプロ酸ナトリウムの効果が期待される.
- カルバマゼピン,バルプロ酸ナトリウムに関しては,抗うつ状態に対しての効果は低い.
- 気分安定薬は,双極性障害を治療するうえで複数の気分安定薬を併用することが多い.

代表的な薬剤とその作用

〈炭酸リチウム(商品名:リーマス)〉

- 中枢神経に作用することで,自身で抑制できない感情の高まりや行動を抑える.
- 有効血中濃度が狭く(0.6〜1.2mEq/L),1.5mEq/L

を超えたときは，過量投与による中毒症状を発現させることがあるため注意する．

- リチウム中毒になると，消化器症状（嘔気，下痢，腹痛など），神経・精神症状（振戦，意識がぼんやり，眠くなる，めまいなど），循環器症状（徐脈，不整脈など）などが出現し，重症化すると昏睡，腎不全などの重篤な状態を呈する（図1）．

- リチウム中毒には具体的な解毒剤はないため，薬剤投与を中止して，補液や利尿剤により本剤の排泄促進をはかる．また，腎障害が認められる場合は，血液透析を行うこともある．

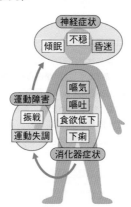

図1　炭酸リチウムの副作用（リチウム中毒）

（姫井昭男：精神科の薬がわかる本．p.176，医学書院，2011を参考に作成）

〈 カルバマゼピン（商品名：テグレトール）〉

- カルバマゼピンは，抗うつ作用は弱いものの，抗躁作用は強い特徴がある．
- 主な副作用として，眠気，めまい，ふらつき，倦怠感・易疲労感，運動失調などがある．

- 副作用は生じやすく，とくにスティーヴンス・ジョンソン症候群などの重症皮疹や無顆粒球症，再生不良性貧血などの血液障害には注意が必要である．

〈 バルプロ酸ナトリウム（商品名：デパケン）〉

- 双極性障害の躁状態とうつ状態が入り混じる混合状態においては，炭酸リチウムよりも効果が期待でき，とくに躁状態の改善効果が高い．
- また，他の気分安定薬と比較して安全性が高いことから，臨床的に使いやすい気分安定薬である．
- ただし，肝障害やアンモニア血症を伴う可能性には注意が必要である．

〈 ラモトリギン（商品名：ラミクタール）〉

- 他の気分安定薬に比べて抑うつ状態に対する効果が高いことが特徴であるが，効果が得られるまでに長期にわたって服用する必要がある．
- 副作用としては，傾眠，めまい，発疹などが報告されているが，重症皮疹や無顆粒球症，再生不良性貧血などの血液障害には注意が必要である．

Memo

薬物療法

5 抗不安薬

効果

● 日常生活に著しい支障をきたすほどの不安や緊張を和らげる効果がある.

抗不安薬の特徴

● 抗不安薬にはさまざまな種類があるが,日本で取り扱われている薬剤のほとんどが,ベンゾジアゼピン系抗不安薬(またはそれに類似する薬剤)である(表1).

● 作用機序としては,脳内のベンゾジアゼピン受容体(BZD受容体)を刺激し,主にGABAの神経伝達を亢進することで催眠・鎮静作用を現す.加えて,脳の活動を抑えることで抗不安作用や抗けいれん作用などが期待できる.

● 基本的に抗不安作用が強いものを抗不安薬として使用し,睡眠作用が強いものを睡眠薬として用いることが多い.

● 診療報酬上,抗不安薬は2剤まで,睡眠薬を合わせると3剤までの併用が認められているが,それ以上投与する場合は,「向精神薬多剤投与の状況報告」が必要であり,原則として上記投与量を超える場合は減算される.

● 薬物依存の頻度は非常に少ないものの,漫然と長期にわたり使用していると依存形成のリスクは高まる.

● 副作用としては,眠気やふらつきが生じることがあり,急な服薬中断では不安や不眠を生じさせることがあるため注意が必要である.

表1 抗不安作用が比較的強いベンゾジアゼピン系抗不
安薬とその作用

時間	一般名	商品名	抗けいれん	ピーク*1 (hr)	半減期*2 (hr)
短	エチゾラム	デパス	なし	3	6
中	ブロマゼパム	レキソタン	中程度	1	20
中	ロラゼパム	ワイパックス	中程度	2	12
中	アルプラゾラム	ソラナックス	なし	2	14
長	ジアゼパム	セルシン	強い	1	57
長	クロキサゾラム	セパゾン	なし	3	16
長	クロナゼパム	リボトリール	強い	2	27
超長	ロフラゼプ酸エチル	メイラックス	中程度	0.8	122

*1 ピーク：血中濃度が最高になるまでの時間
*2 半減期：血中濃度が半分になるまでにかかる時間

Memo

6 睡眠薬

効果

● 生活習慣などを見直してみても睡眠障害が改善されない場合において，神経の興奮を抑え，自然の眠りを誘発して，睡眠障害を改善する効果がある．

睡眠薬の特徴

● 不眠を訴える場合においても，まずは診察のうえで精神衛生指導が優先され，患者が環境調整等に取り組んでも改善されない場合において，薬物療法が検討される．

● 診療報酬上，睡眠薬は2剤まで，抗不安薬を合わせると3剤までの併用が認められているが，それ以上投与する場合は，「向精神薬多剤投与の状況報告」が必要であり，原則として上記投与量を超える場合は減算される．

● 睡眠薬には，多くの種類があるが，日本で取り扱われている薬剤のほとんどが，ベンゾジアゼピン系睡眠薬（またはそれに類似する薬剤）である．

● ベンゾジアゼピン系睡眠薬は，持続時間によって4タイプに分類される（表1）．

● 副作用に関しては，持ち越し効果，筋弛緩作用，健忘などが現れることがあり，注意が必要である．とくに強い副作用が生じる場合は，ただちに薬剤を中止して非ベンゾジアゼピン系睡眠薬に切り替えるなどの対応が求められる．

● ベンゾジアゼピン系睡眠薬は，抗不安作用や筋弛緩作用もあるが，非ベンゾジアゼピン系睡眠薬は催眠作用

に特化した薬剤になる.

- ●ベンゾジアゼピン系睡眠薬は, 即効性がある一方で, 眠りが浅い傾向にあり, 持ち越し効果などの副作用が生じやすく, 長期に使用することでの依存形成に注意が必要である（図1）.
- ●非ベンゾジアゼピン系睡眠薬は, 副作用が少なく依存形成されにくいが, 効果が穏やかで超短時間型の薬剤であるため, 頑固な不眠や中途覚醒には効果が弱い.

表1　ベンゾジアゼピン系睡眠薬とその作用

分類	一般名	商品名	適応症状	ピーク*1 (hr)	半減期*2 (hr)
超短時間	トリアゾラム	ハルシオン	入眠障害 一過性不眠	1.2	2.9
	※ゾピクロン	アモバン		0.83	3.9
	※ゾルピデム	マイスリー		0.83	2.3
短時間	エチゾラム	デパス	入眠障害 中途覚醒	3	6
	ブロチゾラム	レンドルミン		1.5	7
	リルマザホン塩酸塩水和物	リスミー		3	10.5
	ロルメタゼパム	エバミール		1～2	10
中間	フルニトラゼパム	ロヒプノール	中途覚醒 早朝覚醒	1～2	7～24
	ニトラゼパム	ベンザリン		2	27
	エスタゾラム	ユーロジン		5	24
長時間	ハロキサゾラム	ソメリン	中途覚醒 早朝覚醒 睡眠障害	2～8	42～123
	フルラゼパム塩酸塩	ベノジール		1～8	6～72
	クアゼパム	ドラール		4～22	36～116

※は非ベンゾジアゼピン系睡眠薬
*1　ピーク：血中濃度が最高になるまでの時間
*2　半減期：血中濃度が半分になるまでにかかる時間

（龍原徹監, 澤田康文ほか編：X精神・神経系用薬. ポケット医薬品集. p.897, 南山堂, 2023より引用改変）

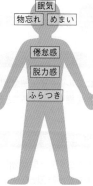

□持ち越し効果：
　ふらつき，脱力感

□筋弛緩作用：
　ふらつき，転倒など

□健忘：
　一過性の物忘れ，
　記憶障害

眠気
物忘れ　めまい
倦怠感
脱力感
ふらつき

図1　ベンゾジアゼピン系睡眠薬の副作用

〈 その他の睡眠薬 〉

【オレキシン受容体拮抗薬】

(一般名：スボレキサント，商品名：ベルソムラ，デエビゴ)

● 最高血中濃度に移行するスピードがはやく，半減期も短くないことから入眠障害や中途覚醒，熟眠障害にも効果がある．

● 依存性がきわめて少ないが，眠気が持続したり睡眠麻痺（金縛り）が認められることがある．

【メラトニン受容体遮断薬】

(一般名：ラメルテオン，商品名：ロゼレム)

● 体内時計のリズムを整えている生理的な物質に働くことで，睡眠を促していく．

● 自然な眠気を強め，中途覚醒，早朝覚醒，熟眠障害に効果があるが，薬効が認められるまでには時間がかかる（約2〜4週間）．

7 認知症治療薬

効果

● 主にアルツハイマー型認知症の初期から中期にかけて
進行を緩やかにすることができる.

認知症治療薬の特徴（図1，表1，図2）

● アルツハイマー型認知症では，コリン作動性神経系の
障害などが原因となり，記憶障害，実行機能障害，見
当識障害などの症状が現れる.
● 記憶障害や見当識障害の症状を抑えることで，症状の
進行を遅らせることができる.

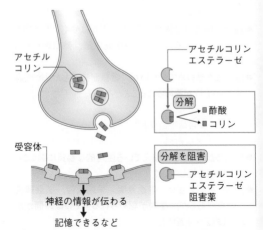

図1 **コリンエステラーゼ阻害薬の作用機序**

- また，神経活動のバランスを調節することで，覚えたり考えたりする働きをある程度保つ効果がある．
- ただし，病気の原因を改善できるものではないため，あくまでも認知症の症状に対しての対症療法であることを理解しておかなければならない．

表1　認知症治療薬の特徴と作用

一般名	商品名	アルツハイマー型認知症の特徴	主な作用
ドネペジル塩酸塩	アリセプト	中等度から高度に使用できる薬剤で，レビー小体型認知症にも用いることができる．	コリンエステラーゼ阻害薬．コリン作動性神経系を賦活させ，認知機能を改善させる作用がある．この3種は同じ作用のため，併用できない．
ガランタミン臭化水素酸塩	レミニール	軽度から中等度に使用できる．	
リバスチグミン	イクセロンリバスタッチ	軽度から中等度に使用できる皮膚に貼るパッチ製剤である．	
メマンチン塩酸塩	メマリー	中等度から高度に使用できる．	NMDA受容体拮抗薬．受容体の過剰な活性化を防ぎ，神経細胞障害や記憶・学習障害などを抑える作用がある．また興奮を抑える作用もある．上記3剤との併用可能．

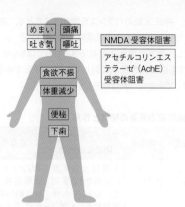

図2 認知症治療薬の副作用

Memo

8 抗てんかん薬

効果

- 抗てんかん薬は，てんかん性発作を抑えて症状を予防する効果がある．

抗てんかん薬の特徴（表1，2）

- 抗てんかん薬はてんかん発作を起こさないように，大脳の過剰な電気的興奮を抑える働きをもっている．
- てんかんとは，てんかん性発作を引き起こす持続性素因を特徴とする脳の障害である．

表1　抗てんかん薬の主な副作用と注意点

一般名	商品名	主な副作用
カルバマゼピン	テグレトール	めまい，複視，眼振，失調，眠気，低ナトリウム血症，発疹など
ラモトリギン	ラミクタール	めまい，複視，眠気，発疹など
レベチラセタム	イーケプラ	めまい，頭痛，精神症状など
ゾニサミド	エクセグラン	眠気，無気力，食欲減退，発汗減少など
トピラマート	トピナ	眠気，無気力，食欲減退，発汗減少など

引用・参考文献

1）一般社団法人日本神経学会監修：てんかん診療ガイドライン2018．医学書院，2018

表2　各種てんかん症候群に対する選択薬

てんかん症候群	第一選択薬	第二選択薬	てんかん発作の特徴
突発性部分てんかん	カルバマゼピン バルプロ酸 レベチラセタム	ラモトリギン，オクスカルバゼピン，トピラマート，ガバペンチン，クロバザム	発作時に意識がある場合もある．しびれや幻視などの視覚異常，めまい，発汗，紅潮などの自律神経失調症状が現れる．
小児欠神てんかん	バルプロ酸 エトスクシミド	ラモトリギン	学童期のてんかんで，突然意識を失って数十秒間ほど固まる発作を1日に何回も繰り返す．
Lennox-Gastaut症候群	バルプロ酸	ラモトリギン，ゾニサミド，トピラマート，ルフィナミド	小児期に発症する難治性てんかんを主症状とするてんかん症候群．強直発作や非定型欠神発作，脱力発作を中心とした多彩なてんかん発作が出現する．
若年ミオクロニー	バルプロ酸	レベチラセタム，ラモトリギン，ゾニサミド，トピラマート	突然起こる短時間の衝撃様の筋収縮で，顔面，四肢などに単発性あるいは多発性に起こる．
全般性強直間代発作のみを示すてんかん	バルプロ酸	ゾニサミド，ラモトリギン，レベチラセタム，トピラマート	意識をなくし，手足をつっぱらせた後，ガクガクさせる全身けいれん発作．

9 抗酒薬

効果

● 飲酒をした後に起きる不快な気分を生じさせることで飲酒欲求をなくす.

● 断酒時の不快感を軽減させるとともに, 再飲酒への渇望感を抑え, 飲酒欲求を軽減させる.

抗酒薬の特徴 (表1)

● アルコール依存症は, 多くの場合数年以上の飲酒習慣を経て, アルコールに対し精神依存や身体依存をきたす精神疾患である.

● アルコール依存の治療は, 断酒の達成と断酒の継続であり, 抗酒薬等の薬物療法は, 対症療法または治療の部分的な補助である.

● 薬物療法自体の効果では, 抗酒薬 (シアナミド, ジスルフィラム) がとくに高く, オピオイド受容体拮抗薬 (ナルメフェン塩酸塩水和物) と断酒補助薬 (アカンプロサートカルシウム) がそれに続く.

● ただし, 上記薬物療法の効果は, 治療効果とイコールではなく, 根幹となる治療は心理社会的治療であるため, 患者個人に適した薬物療法の選択が求められる.

〈 抗酒薬 (アセトアルデヒド脱水素酵素阻害) 〉

● 血中アセトアルデヒド濃度を上昇させ, 顔面紅潮, 動悸, 悪心・嘔吐, 頭痛などの不快な反応 (フラッシング反応) を引き起こすことによって, 心理的に飲酒を断念しやすくなる.

- シアナミドはジスルフィラムに比べ，効果発現が早い（5
  〜10分）が，半減期が短く，効果消失も早い（約1日）．
- 逆にジスルフィラムはシアナミドに比べて，効果発現ま
  でに数時間かかるが，半減期が長く，服用中止後も効
  果が持続（数日〜2週間）という特徴がある．
- 内服が継続できれば断酒維持の効果は高いが，重症
  の肝硬変や心疾患・呼吸器疾患のある場合は使用でき
  ない．また，アレルギーや肝障害といった副作用にも
  注意が必要となる．

表1　代表的な抗酒薬（アセトアルデヒド脱水素酵素阻害）

一般名	商品名	副作用
シアナミド	シアナマイド	肝機能障害，リンパ節腫脹，白血球増加，再生不良性貧血など．重大な副作用には中毒性表皮壊死症，皮膚粘膜眼症候群などがある．
ジスルフィラム	ノックビン	錯乱，抑うつ，情動不安定，幻覚，せん妄，頭痛，めまい，耳鳴，眠気，睡眠障害，過敏症などがある．

〈 オピオイド受容体拮抗薬 〉（表2）

- オピオイド受容体の調節に作用することにより飲酒欲求
  が抑制されると考えられており，飲酒量低減効果がある．
- オピオイド受容体拮抗薬を用いた薬物療法は，断酒に
  導くための中間的ステップあるいは治療目標の1つとし
  て位置づけられている．
- アルコール離脱症状を呈している患者に対しては，離
  脱症状に対する治療が終了してから使用される．
- 主に飲酒の1〜2時間前に服用する．

表2 代表的なオピオイド受容体拮抗薬

一般名	商品名	副作用
ナルメフェン塩酸塩水和物	セリンクロ	悪心，浮動性めまい，傾眠，頭痛，嘔吐，不眠症，倦怠感などがある．

〈 断酒補助薬 〉（表3）

● グルタミン酸の受容体であるNMDA受容体を選択的に阻害する薬剤であり，その作用によって興奮系神経（グルタミン酸作動性神経）が抑制できるため，飲酒欲求が抑えられると考えられている．

● 心理社会的治療の補助としても推奨されている薬剤である．

表3 代表的な断酒補助薬

一般名	商品名	副作用
アカンプロサートカルシウム	レグテクト	胃腸障害（嘔吐，下痢など），皮膚障害（湿疹など），浮腫，頭痛，傾眠など．

Memo

精神専門療法

1 社会生活スキルトレーニング（SST）

目的

- SST（social skills training）とは，社会で人と人とがかかわりながら生きていくために欠かせないスキルを身につける訓練のことで，認知行動療法と社会学習理論を基盤にした支援方法の1つである．

- 社会生活スキルを学び，対人関係を良好に維持する技能を身につけたり，ストレス対処や問題解決ができるスキルを習得したりすることで，社会生活を送りやすくすることが目的である．

- 社会生活スキルとは，自分の気持ちやニーズを他者に伝えていく行動であり，表1に示すような人の技能のことをさす．

表1 社会生活スキル（対人技能）

- 愛し，働く能力
- 親密さと相互的な愛着性
- 親切・寛容・いたわり
- 社会的・情緒的知性
- 共感と他者に対する純粋な関心
- 異なる意見・習慣・背景をもつ人に対する寛容性
- 相互に満足し，持続できる多様な関係をつくる能力
- 家族，友人，仕事・遊びの集団への誠実さ
- ほかの人と組んで問題解決をはかる効率性
- ほかの人を心配し，気づかう気持ち
- 社会規範にそった自分自身への適切な目標と期待

コミュニケーションの3つの技能

- コミュニケーションをはかる際には，相手から期待する反応を得られるようなスキルが必要になる．

- SSTではコミュニケーション技法に必要な「受信」「処理」「送信」の3つの技能に基づき，トレーニングを展開していく（図1）．

受信技能		処理技能		送信技能
他者からの情報を正確に受け取り，状況を適切に理解する	→	対処する行動の選択肢を考え，行動案を考える	→	他者からの情報を正確に受け取り，コミュニケーションを用いて行動する

図1　コミュニケーションの3つの技能

SSTにおけるテーマ

- トレーニングテーマは，日常のあいさつの仕方，他者へのお願いや断り方，質問の仕方，自分の気持ちの表し方など，参加者個々に習得したいスキルがテーマになる．

- また，症状のコントロール，服薬管理，金銭管理，職業リハビリテーションなどのテーマを取り扱うこともある．

SSTの基本的な訓練モデル

- SSTは，病院（入院治療・外来治療），訪問看護，デイケア，福祉施設，学校などさまざまな場所で実施できる訓練である．

- SSTでは，対象者のニーズに応じて個人を対象にした

ものと，集団で行うものがある．

- 一般的には5～8人くらいの少人数で行われる（図2）．
- 1回のセッションは90分くらいが多く，頻度は週に1回など治療チームによって異なる．
- 基本的にSSTでは図3に示す流れに沿ってプログラムを展開する．
- また解決策の選択肢が少ない場合などは，処理技能を高めるために「問題解決技能訓練」を取り入れる方法がある（図4）．

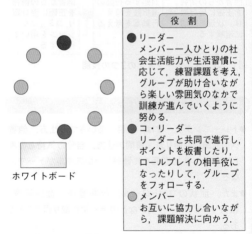

役割

- リーダー
  メンバー一人ひとりの社会生活能力や生活習慣に応じて，練習課題を考え，グループが助け合いながら楽しい雰囲気のなかで訓練が進んでいくように努める．
- コ・リーダー
  リーダーと共同で進行し，ポイントを板書したり，ロールプレイの相手役になったりして，グループをフォローする．
- メンバー
  お互いに協力し合いながら，課題解決に向かう．

ホワイトボード

図2　グループの運営例

Memo

① 困ったことをあげる（課題設定）

↓

② 参加者で話し合い，練習を行う（ロールプレイ）

↓

③ 良いところをほめる（正のフィードバック）

↓

④ もっと良くなる方法を考える（修正案）

↓

⑤ お手本のロールプレイを誰かが見せる（モデリング）

↓

⑥ モデリングを踏まえて再演する（ロールプレイ）

↓

⑦ 再演について良いところをほめる（正のフィードバック）

↓

⑧ 実施してみる課題を設定する（チャレンジ設定）

図3　基本訓練の流れ

① グループの誰かが解決策を求めている課題を提示する
問題提起

↓

② メンバーで解決のための選択肢をいくつかあげる
選択肢を広げる

↓

③ 選択肢それぞれの長所と短所を書き出す
対策案の検討

↓

④ 課題を出した参加者が選択肢のなかから解決法を選ぶ
対策案の決定

図4　問題解決技能訓練の流れ

生活技能を高める良いコミュニケーションの手がかり

- SSTでは以下の6つの基本スキルが重要であるといわれている.
  ① 視線を合わせる
  ② 手を使って表現する
  ③ 身をのり出して話をする
  ④ はっきりと大きな声で話す
  ⑤ 明るい表情
  ⑥ 話の内容が適切

ケアのポイント

- ロールプレイは, 参加者が実施しやすいように, 支援者が状況を整理して想起しやすい環境をつくる.
- ロールプレイは, 短いくらいでちょうどよい. 終了後には演者や相手役のメンバーへのねぎらいを忘れないこと.
- ロールプレイ終了後は, すぐに具体的に良いところをほめる. そのうえで, どのようにすればより良いコミュニケーションに改善されるのかをメンバーで肯定的に話し合える雰囲気をつくる(ポジティブフィードバック).
- 練習課題やチャレンジ課題は, 実際の場面で「できる」ことが大切である. 課題設定のときに実現可能な課題設定を行い, チャレンジ後にうまくいかなかった場合は, さらに実現可能な目標に置き換えることも大切である.

引用・参考文献

1) 前田ケイ:基本から学ぶSST－精神の病からの回復を支援する. 星和書店, 2013

2 動機づけ面接技法（MI）

目的

● MI（motivational interview）は変化しようとする心の動きに焦点をあてた面接法で，治療者がクライエントの内発的動機づけを引き出し，行動変化を促進させることが目的である．

治療の概要

● クライエントの心のなかの対立する両価的な感情（例：やめたいけど，やめたくない）を探り，それを解消することによって，行動の変化を起こせるように援助していく面接法である．

● 変化のための動機づけは，クライエント本人のなかにあり，それを治療者と一緒に考えながら，変わることができるという見通し（自己効力感が高まるなど）を引き出すことが重要なポイントになる．

治療対象

● 依存症関連障害，気分障害，摂食障害，強迫障害といった精神疾患だけでなく，生活習慣病などにも有効である．

動機づけ面接技法の4つの原則

①共感表出：クライエントの気持ち・感情・思考・価値観を正確に言葉にして聞き返していき，クライエントの

感情や意見を裁いたり，批判したり，責めたりせずに，理解することを追求することである．

②**矛盾模索**：クライエントが望むことと現実に矛盾がある場合に，その矛盾を積極的に取り扱うことで，心のなかで何が起きているかを明らかにし，クライエント自身の両価性について意識できるようになる．

③**抵抗転用**：クライエント自身の変化を避ける気持ちやためらいを否定せず，変化したいと願う気持ちに焦点をあてて支援する．クライエントの抵抗は治療者がかかわり方を変えるためのサインであると考える．

④**自力支援**：クライエントの自己決定を尊重し，治療者はクライエントの変化する力を信じることが求められる．そのことによって，クライエント自身が変化することを肯定的に受け止められるようになる．

面接における治療者の態度（PACE）

①**協同（Partnership）**：クライエントも一人の専門家ととらえ，治療者はともに問題を解決していく者としてのガイド役を担う．

②**受容（Acceptance）**：クライエントに共感し自律を尊重する姿勢で，クライエントが自ら判断することを支援する．

③**慈悲（Compassion）**：クライエントの利益を最優先させる思いやりをもち，最終的な目標はクライエントの生きるうえでの幸福や利益に結びつくことを理解して支援する．

④**喚起（Evocation）**：治療者が戦略的にクライエントから変化に向かう発言が生じるように働きかける．

動機づけ面接の基本スキル（OARS）

①開かれた質問（Open Ended Question）：「○○について どう思いますか?」などのようにクライエントがいろ いろな答え方ができる質問技法を用いる.

②是認（Affirm）：クライエントの話のなかで認められる もの，使えるもの，良いと思えるものを聴き返して確認 していくことである.

③聞き返し（Reflective Listening）：最も活用されるス キルで，オウム返しやクライエントの発言のポイントを 強調して聞き返したり，話の裏の意味をくみ取って聞き 返すような戦略的な聞き返しも行う. この手法は，自 己動機づけ発言（チェンジトーク）を引き出すために用 いられる.

④要約する（Summarize）：クライエントの話をまとめて 整理し，現在進行している相談内容の状況と方向性を 共有する. 要約は，話を整理するだけでなく，クライエ ントの気づきを促したり，面接のフェーズを進めるため のスキルでもある.

Memo

_____

_____

_____

_____

_____

3 心理療法

目的

- 心理的諸問題を抱える人の課題に関いて，治療者との対話を通して解決または自己受容あるいは自己変容をもたらす効果がある．
- 認知，行動，感情，身体感覚など，さまざまな心身の変化が期待できる．

治療の概要

- 心理療法の定義は，広義には精神分析療法や認知行動療法といった本書の精神専門療法の大半を占めた総称でもあるが，一般的には精神療法と同じものをさし，対話療法ともいわれる．
- 心理療法はカウンセリングと区別せずに用いられることがあるが，カウンセリングはクライエントとの会話や対話を通して，心情や状況理解に努めて問題解決を行う．
- 一方で，心理療法は医学モデルの要素が強く，クライエントの主病や症状による課題を含めた改善や解決を目的としている．

精神科臨床における心理アセスメントの視点[1, 2]

① トリアージ（自傷他害の程度，急性ストレスか慢性ストレスか，トラウマの有無，援助への動機や期待の程度，いま自分が提供できる援助リソース）
② 病態水準（病態水準と防衛機制，適応水準，水準の変化，知的水準と知的な特徴，言葉と感情のつながり

具合）

③疾患にまつわる要素（器質性障害・身体疾患の再検討，身体状況の再検討，薬物や環境因による影響の可能性，精神障害概念の再検討，症状をどのように体験しているか）

④パーソナリティ〔パーソナリティ特徴（特によい資質），自己概念・他者認知を含む認知の特徴，ストレスコーピング，内省力の程度，感情状態〕

⑤発達〔平均的な発達か，思春期や青年期の特徴をはじめとする年代ごとの心理的な悩みか，年代に特有の症状の現れ方か，発達障害傾向の有無とその程度（発達の偏り），ライフプランの立て方〕

⑥生活の実際（地域的な特徴，経済的な面，物理的な面，生活リズム，家族関係を含む対人関係）

⑦今日の〇〇さん（here and now）：①～⑥の視点を統合した，予断にとらわれて固定的に考えずに，その日のクライエントの状態を柔軟にアセスメントする．

引用・参考文献

1）李敏子：＜特集　心理アセスメントをめぐって＞心理療法とアセスメント．椙山臨床心理研究 17：13-17，2017
2）津川律子：精神科臨床における心理アセスメント入門．金剛出版，2009

Memo

4 支持的精神療法

目的

● クライエントのパーソナリティや考え方の変化を目指すものではなく, 自我機能を支えつつ, 現在備わっている資質を活かして, 健康状態の回復をはかる.

治療の概要

● 支持的精神療法は最もよく用いられている精神療法である.

● クライエントの現在の生活状況や適応力などを評価しながら, より良好に生活活動が遂行できるように現実的な変化を生み出すよう援助する.

● クライエントは主にストレス耐性が脆弱という特徴があるため, 治療者は能動的にかかわりながら, 解決策について一緒に考え, 問題解決を目指す.

● 支持的精神療法では, クライエントとの信頼関係 (治療同盟) がとても重要となる. あたたかみをもって悩みに共感し, クライエントが進むべき方向を自ら見つけていくことを手助けする.

治療対象例

● 自我機能が著しく低下している, 現実検討能力が低下している, 衝動をコントロールできない, 心的活力が不足している, 身体化障害などによって心理的な問題を回避している状態など.

治療同盟を築く

●クライエントにとって必要な療養方法はどのようなものなのか，家族のサポートはどうか，クライエントの自我状態や適応能力の特徴はどうかを探っていく．

●クライエントの体調に合わせながら共感や受容および，それによる「クライエント-治療者関係」の深まりの度合いを調整していく．

●クライエントを取り巻く環境やサポートの状況を探り，治療的に利用できるものを確認する．

●治療中に孤立したり不安に陥らないように服薬や生活指導などの具体的な手だてを周囲の支援者に結びつけてサポートする．

支持的精神療法の介入

①賞賛：会話のなかで，行動できたことや取り組めたことをほめる．心から思っていないような賞賛は避ける．

②保証：治療に不信感を抱いているクライエントに対して，誠意のあるていねいな説明を行うことで，不安感を払拭するといった不安や恐怖の緩和．

③勇気づけ：治療を中断しそうな状況などのクライエントに対して励まし，希望を与えることによって，治療継続や健康回復が見込める．

④合理化とリフレーミング：否定的な考え方やとらえ方などに関して，ものの見方や違った視点で見直すことで，合理的に解釈したり，新たな意味づけを行ったりする．

⑤セラピーで取り上げるべき重要な話題：薬物療法等の治療内容や生活上の支障などのテーマを取り上げて，その理解に努める．

⑥助言と心理教育：アドバイスをしたり，病気や治療に関

してクライエント自身が学ぶことで，回復効果を高める.

⑦**予期的指導**：社会復帰に向けた行動を実行するうえでの問題を事前に予測し，対処方法を考える.

⑧**不安の予防と軽減**：面接で話の内容をあらかじめクライエントに伝えておくことで，面接時の不安を軽減させる.

⑨**問題に名前をつける**：さまざまな問題に名前をつけることで，治療のプロセスや効果が説明しやすくなり，円滑な治療管理が行える.

⑩**意識領域を広げる**：クライエント自身が意識していない問題を明確にすることで，それに対する考え方や向き合い方を話し合う.

引用・参考文献

1) アーノルド・ウィンストンほか（山藤奈穂子ほか訳）：支持的精神療法入門. 星和書店，2009

Memo

5 精神分析的精神療法

目的

● 精神症状や悩みの背景にある，クライエント自身も意識していない抑圧された無意識を解釈していくことで，症状を緩和するだけでなく生きづらさを解消したり，心のあり方の理解に結びつける.

治療の概要

● オーストリアの精神医学者であるジークムント・フロイトによって創設された人間理解と治療のための方法である.

● 人の心のなかにはさまざまな力が働いており，それによって不安や葛藤が生じ，心の働きに影響するというもので，人の行動や症状の形成に無意識が大きくかかわっているという考えに基づいている.

● また，人の心には3つの領域（意識・前意識・無意識）があり（図1），その領域のバランスが崩れることで，さまざまな症状や不適応な行動が生じるとしている（局所論）.

● さらに，局所論の概念に加え，心にはエス（イド）・自我・超自我といった3つの層（構造論）があるといい（図1），このバランスが保たれなくなると防衛機制を発動したり，心身の障害を生じたりするという（力動論）.

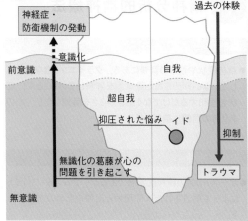

図1 氷山の比喩を用いた心の仕組み

局所論

① 意識：自分の感情に気づいている領域で，精神内界での意識の部分は，ほんの一部であり，大部分が無意識の領域であるとされている．

② 前意識：無意識と密接につながったものであり，個人の努力や他者からの指摘によって意識することのできる領域である．

③ 無意識：人の精神内界のほとんどを占める領域で，個人の意思の力で想起することのできない領域である．精神分析的精神療法では，問題行動の原因を，クライエントが受け入れられない欲望や葛藤を無意識に抑圧することで生じると考える．

構造論

①**エス（イド・欲動）**：心のエネルギーの源泉で無意識の領域にあり，さまざまな欲求などが無秩序に存在している．エスは「快楽原則」に従って機能するため，即時の欲求を満たすことを優先し，不快なものを避けようとする．

②**自我**：エスの一部が変化したものと考えられており，「現実原則」に従ってエスと超自我の調整役として，内的なバランスを保っている．

③**超自我**：自我が形成された後の外界，とくに親のしつけによって発達すると考えられている．「良心」という言葉で表現されることが多く，道徳的な考えから善悪を判断したり，行動に移したりする際に影響を与えている．

防衛機制（表1）

● 防衛機制とは，不快な感情体験などを弱めたり回避して，無意識的に心を守ろうとする心理的な防衛反応のことである．

● 基本的に防衛機制は，自分の心を守る正常な心理的作用だが，常習的に柔軟性を欠いて用いられるようなことがあると病的な状態にいたることがある．

Memo

表1 防衛機制の種類

抑圧	現実と認めたくないものを無意識に押し込めること.
否認	受け入れたくない欲求, 体験などを認めないこと.
投影	自分の心のなかにある好ましくない感情や受け入れがたい感情を相手がもっているものと認知すること.
同一視	重要な他者のもっている特徴を多く取り入れて, 自分を高めようとすること.
反動形成	受け入れがたい欲求や感情を抑圧して, それとは別の態度や反応を示すこと.
合理化	自分の行動や発言を正当化するために, もっともらしい理由を考え自分を納得させること.
昇華	本能的な欲求を社会的に承認される行動に形を変えて満足させること.
退行	現在の自分より幼い時期の発達段階に戻り, 未熟な行動や反応で欲求を表現すること.

Memo

6 行動療法

目的

- クライエントの現在抱えている行動上の問題に焦点をあて、それらの問題が不適切な反応（感情や行動）に結びつき、習慣化していることに着目して、行動改善や適応力向上などを目的に実施される.

治療の概要

- 行動療法は、行動理論（学習理論）を基礎原理とし、治療の目標を明確にし、客観的測定やコントロールが可能な行動のみを取り扱う.
- 治療の焦点は、過去に置かず現在にあて、最終目標は行動のセルフコントロールである.

主な行動療法の種類

〈 曝露法および曝露反応妨害法：エクスポージャー 〉

- パニック症や不安障害などの治療に用いられることが多く、あえて不安や恐怖を感じる場面や対象にさらすことによって、結果的に不安感や恐怖感を減少させる方法.
- 不安を感じるなどの場面を設定し、それらを約10段階、0〜100点の強度〔主観的不安尺度（SUD）〕に振り分けて、不安の程度を相対的に点数化する.
- 点数にすることで不安の変化を可視化し、軽減していく不安の性質や変化することを理解することで、段階的に克服していく.
- 身体の無条件の反応をレスポンデント反応と呼ぶが、

曝露法ではこのレスポンデント反応に少しずつ慣らしていく治療法である.

● 曝露反応妨害法は，レスポンデント反応に慣らすだけでなく，その刺激に対する個人が身につけた反応（症状を助長させる悪循環）を妨害する治療法であり，強迫性障害や重度の不安障害に適応される（図1）.

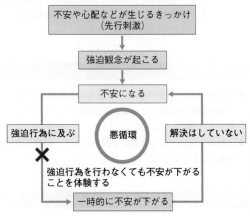

図1　強迫性障害に対する曝露反応妨害法の例

〈 トークンエコノミー法 〉

● オペラント条件づけと呼ばれる学習理論に基づいており，自発的な行動に対してなんらかの刺激を与えることで，行動を変容させる方法である.

● トークンエコノミー法は，クライエントが自身にとって望ましい行動をとったときにトークン（例：ご褒美）が得られる方法で，行動の自発性を高める効果がある.

〈 シェイピング法 〉

- 目標となる行動をスモールステップに分けて，簡単なものから教育・学習していく方法である．
- 例えば引きこもり状態にある人に対して，①起床後に朝日を浴びる→②顔を洗って服を着替える→③家の庭を散歩する→④近所のお店に買い物に行く，といったように目標となる行動を細分化して評価する．

〈 セルフモニタリング法 〉

- 自分の心身の疲れやストレスの溜まり具合がどの程度なのかを観察し対処する方法で，記録をつけて振り返りを行うことが多い．
- セルフモニタリングでは，「認知（考え）」「行動」「感情」といった自分の認識，感じ方，反応などを観察する．

Memo

7 認知行動療法（CBT）

目的

- CBT（cognitive behavior therapy）の目的は物事の見方やとらえ方（認知）や振る舞い（行動）に働きかけて，ストレスを軽減させたり，コントロールできるようにすることである.

治療の概要

- そのときの状況（出来事）と気分や考え方がどのように関係しているのかを繰り返し訓練して適応的な考え方や行動パターンを身につける治療法である.
- 元々はうつ病に対する精神療法として開発・発展してきたが，現在はうつ病以外にも，不安性障害や強迫性障害など多岐にわたる疾患に治療効果と再発予防効果があるといわれている.
- 認知行動療法では，ストレスを感じた具体的な出来事を取り上げて，その出来事が起きたときの「考え（認知）」「気分（感情）」「体の反応（身体）」「振る舞い（行動）」という4つの側面に注目している（図1）.
- 認知には何かの出来事があったときに瞬間的に浮かぶ考えやイメージがあり，これを自動思考というが，自動思考にネガティブな考え方の偏り（認知のゆがみ）が生じると極端な物事の考え方やとらえ方が固着し，精神症状を呈する状態まで悪化させることもある（表1）.
- 認知行動療法は，その自動思考を現実にそった柔軟なバランスのよい新たな考え方に変えていくことで，ストレスを緩和させたり，生きづらさを解消させたりする.

認知行動療法の進め方

①ストレスに気づいて，問題を整理してみる.

②考え方（自動思考）が感情や行動にどのように影響しているかを考える.

③生活のなかの状況やそのときの気分を振り返ってみて，どんな気分だったのか，どの程度感じていたのかを数値で表してみる（図2）.

④考え方の特徴（クセ）を確認してみる（表1）（例：推論の誤り尺度〔TES〕）.

⑤自動思考の内容と現実とのズレに注目して，自由な視点で現実にそった柔らかいものの見方に変える練習を行う.

⑥うまくいきそうな考え方や行動の仕方など，今できることに取り組んでみる.

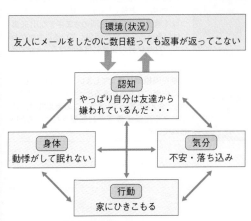

図1　4つの側面の関連図

表1 認知のゆがみ（考え方のクセ）

恣意的推論	少しでも心配なことや気がかりなことがあると，それがどんどん悪いほうに発展してしまうかのような想像を次々とめぐらせ，その結果，不安になったり，落ち込んだりする．
選択的注目	多くの仕事をこなしているのに，できなかった少しの仕事にばかり気をとられて，自尊感情が低下したり，不安になったりする．
過大解釈と過小評価	「自分はダメなやつだ」「自分は落伍者だ」「自分は弱い人間だ」といったように，自分に否定的なラベルを貼り，それを繰り返しイメージすることで，さらに悲しい気持ちになっていく．
過度の一般化	自分が気にしていることに少しでもあてはまるような出来事に出会うと「ああ，やっぱりそうだ」とすべてを物語る証拠のように思い込んでしまう．
個人化	うまくいかない状態の理由を，何でも自分の「能力」「性格」「素質」「知識」「技術」などと結びつけて考える．日常生活のさまざまな出来事にはいろいろな要素が関係しているにもかかわらず，自分以外の要素に目を向けることができない．
全か無か思考	物事を両極端に考えてしまい，少しでも良くない点や気になる点があると，それはすべて「失敗」「ダメ」と思ってしまう．この考え方は，背景にある完璧主義思考に影響されているといわれている．

Memo

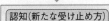

環境（状況）
友人にメールをしたのに数日経っても返事が返ってこない

認知（従来の受け止め方）
やっぱり自分は友達から嫌われているんだ・・・

認知（新たな受け止め方）
返信が数日ないくらいは，よくあることかもしれない

気分
不安　　　70%
落ち込み　80%

気分
不安　　　40%
落ち込み　60%

図2　考え方と気分の変化の関係を理解するワークシート

Memo

_____

_____

_____

_____

_____

_____

_____

_____

_____

_____

_____

8 森田療法

目的

● 心の不安を異常なものとして排除しようとするのではなく，誰にでもあるものとして「あるがまま」に受容し，心のなかで何が起こっているかを理解できるように援助する．

治療の概要

● 森田療法は，1919年に森田正馬によって創始された精神療法である．

● 神経症の人は，自分の不安を排除することに努力を傾ける傾向にあり，それがかえって不安を増幅させているという「心理的悪循環（とらわれの機制）」を呈していることに注目した治療法である．

● つまり森田療法では，「不安」を病理ではなく自然な感情と理解し，その原因を探求しながら不安や症状の消去や解決を目指していくのである．

治療対象

● 森田神経質といわれる神経症で，性格としては内向的，心配性，完全主義，理想主義といった特徴があり，不安障害，パニック障害，強迫性障害などが治療対象であった．

● 現在では，心的外傷後ストレス障害（PTSD），うつ病，身体疾患をもつ人のメンタルケアなど幅広く応用されている．

治療の方法

● クライエントの困りごとや気になっていること，思うようにならないことなどをていねいに確認していく．

● 森田療法の考え方（とらわれの機制）や不安との付き合い方，欲求充足の仕方などを説明し，不安への認識の見直しをはかっていく．

● 不安や症状はそのまま受け入れるようにし，現在の生活のなかでクライエントができることを一緒に探して，生活のあり方についての立て直しをはかる．

● 面接を重ねるうちに森田療法の考え方（不安と付き合うことなど）が自覚できるようになると気分に左右されず，必要な行動をとるなどの目的本位の態度が形成されていく．

入院治療の実際

〈 第1期：絶対臥褥期 〉

● **期間**：約1週間

● **方法**：個室を使用し，この期間は読書などの気晴らしも一切行わず，個室で臥床して過ごす．そのままの自己に向き合うことが目的である．

〈 第2期：軽作業期 〉

● **期間**：約4日～1週間

● **方法**：臥褥によって意欲が高まった活動を積極的に行うのではなく，徐々に活動を増やしていく．部屋の片付けや簡単な陶芸など，一人で行う軽い作業に携わり，気分や症状に流されず行動していくことが重要である．

〈 第3期：重作業期 〉

●**期間**：約1〜2か月
●**方法**：清掃や日常生活を整える共同作業などを取り入れていく．他の患者との共同にあたっては，作業分担などについてミーティングを開くなどして自主的に決定していく．この時期には，不安や症状を抱えながら，目の前の必要な行動に積極的にかかわり，やり遂げていく「目的本位」の行動が大切である．

〈 第4期：社会復帰期 〉

●**期間**：約1週間〜1か月
●**方法**：外出・外泊を含めて社会復帰の準備を行っていく．状況によっては短期間，入院環境から職場や学校に通うこともある．

Memo

9 芸術療法

目的

- さまざまな芸術活動（絵画，音楽，ダンスなど）を通じて自己表現することによって，心身のバランスを取り戻したり，心の健康回復を目的としたセラピーである．

治療の概要

- 芸術療法の効果は，個人の病状や心的外傷体験，または現在抱えている生きづらさなどによって異なり，脳の活性化，意欲向上，緊張やストレス緩和，認知症の予防など多彩である．
- 1940年代にイギリスで始まった心理療法の1つで，年齢や精神症状を問わず幅広い対象者に効果があるとされ，作品に心のなかが投影されて現れるという考えに基づいて行われる．

芸術療法の種類

〈 絵画療法 〉

- 色彩分割法は，画用紙のなか（一定の枠のなか）に分割する線を描いて，分割された箇所に色を塗っていく方法である．
- 風景構成法は，治療者が設定した枠のなかに，治療者から教示された順番に絵を描き入れていき，その絵に色を塗っていく（例：川→山→道→家→木→人→動物→花）．

〈 なぐり描き法 〉

● スクウィグル法は，治療者が画用紙に何も考えず1筆書きで自由に線を描き，その線にクライエントが線を書き足して相互になぐり描きを行い，何に見えるかを質問し合う方法である．クライエントが一人で行うスクリブル法もある．

〈 コラージュ療法 〉

● 主に雑誌や広告，新聞紙などから写真や絵などを切り抜き，台紙に貼って1枚の切り貼り遊び（コラージュ）の作品を作る．

● 日本においては，箱庭療法をモデルに独自に発展してきた経緯があり，元々は集団療法として行っていたが，現在では個人療法でも活用されている．

〈 箱庭療法 〉

● 砂の入った箱のなかに人，動物，建物などのミニチュア玩具を置いたり，砂自体を使って表現したりすることで，クライエントが自身の心のイメージを表現する．

● 箱庭療法では，必ず治療者がクライエントを見守りながら行われ，作品が制作される過程を共有する．

● 自分の内的な感情を言語化することが困難なクライエントに効果があるといわれ，自身の心のなかとの対話につながり，自己理解や人格的な変容が促される．

Memo

10 家族療法

目的

● クライエントだけではなく，その個人を取り巻く家族も含めて課題や問題の解決をはかる．

治療の概要

● 家族療法は，家族全体を1つの有機体としてとらえる「システム論」に基づき，クライエントの問題について，家族間の関係性（相互作用）にアプローチしていくことで問題の緩和をはかる心理療法である．

● 心理療法ではクライエント1人に焦点をあてる方法が一般的であるが，家族療法では問題を抱える人をIP（Identified Patient：患者とみなされる人）ととらえ，IPの問題は個人の問題ではなく家族システムの機能や影響によって現れたと考える方法である．

● また，心の問題と結果を「円環的因果律」でとらえていき，家族全体のコミュニケーションのあり方を重視することが特徴である（図1）．

家族療法に共通するケアポイント

● 個々の家族に及ぼす生態システムの影響や両者の相互作用に注意を払う．

● 病状等の変化が生じたにせよ，クライエントにかかわる変化は，相互作用のなかで円環的に及ぶため，原因を追究しても問題解決にはいたらない．

● 治療者は，クライエントや家族を外側から変えるだけの

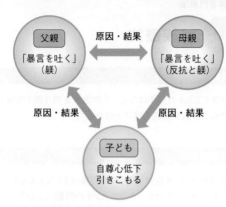

図1 円環的因果律の例

存在ではなく，直接かかわり，影響を与えたり受けたりする存在であり，その位置づけを意識して家族の文化に溶け込んでいく必要がある（ジョイニング）.

〈 ジョイニングの技法 〉[1]
- 患者・家族のルールに治療者が合わせる（アコモデーション）.
- 患者・家族の役割行動に治療者が合わせる（トラッキング）.
- 患者・家族の用いるコミュニケーションに治療者が合わせる（マイム）.

家族面接のプロセス例

- ここでは，家族構造療法の創始者であるミニューチンの4ステップモデルを参考に面接のプロセスを紹介する（図2）.

ステップ1	ステップ2	ステップ3	ステップ4
現在の問題や症状を担っている人からの焦点をずらす	現在の問題を維持している家族のパターンを探る	家族内のキーパーソンに未だ影響を与えている過去について探る	問題を再定義し，選択肢を広げる

図2　ミニューチンの4ステップモデル

(サルバドール・ミニューチンほか (中村伸一ほか監訳)：家族・夫婦面接のための4ステップ．p.30，金剛出版，2010より引用)

引用・参考文献

1) 吉川悟(1993)家族療法－システムズアプローチの〈ものの見方〉．ミネルヴァ書房，1993

Memo

_____

_____

_____

_____

_____

_____

_____

_____

_____

_____

_____

精神科リハビリテーション

目的

● 疾患によって生じる生活のしづらさなどを改善し，その人らしい生活を継続できるように援助することが目的である．

精神障害領域におけるリハビリテーション

〈 生活の場を中心とする 〉

● 精神科リハビリテーションのゴールは「全人的復権」であり，生活の場において，身体的，精神的，また社会的に最も適した機能水準の達成を可能にすることが重要である．入院治療環境だけで訓練するのではなく，生活の場での訓練を支援するシステムをつくることが必要である．

〈 包括的に取り組みを推進する 〉

● 障害を抱える人の多様なニーズに合わせて，包括的にリハビリテーションを組み立てることが必要である．そこで求められる技術は多様であり，多面的で多様な対応ができる多職種の関与が必要となる．

〈 本人のストレングスに着目する 〉

● ストレングスとは，人の強み，能力，長所のことであり，障害だけに着目するのではなく，その人のストレングスにも着目して，それを伸ばしていくように働きかける．

〈 リカバリーを支援する 〉

● リカバリーとは，障害があっても充実し生産的な生活を送ることができる能力である．リカバリーに必要な要素は，自分の人生に希望を取り戻し，人生の動機や意味を見出し，主体的に生活を続けていくことなどである（図1）．

C	他者とのつながり（Connectedness）
H	将来への希望と楽観（Hope optimism about future）
I	アイデンティティ・自分らしさ（Identity）
M	生活の意義・人生の意味（Meaning in life）
E	エンパワメント（Empowerment）
D	生活のしづらさ・生きづらさへの対応（Difficulties）

図1　パーソナル・リカバリーの構成概念
－CHIMEフレームワーク＋D－

(Leamy M et al: Conceptual framework for personal recovery in mental health: systematic review and narrative synthesis. Br J Psychiatry 199(6): 445-452, 2011より引用)

精神障害モデルの構成要素

● 臨床的視点からみた精神障害に対するリハビリテーションの構成要素は以下のとおりである（図2）．

〈 心身機能・身体構造 〉

● 身体系の生理的機能および心理的機能の状態像であり，症状などの疾患に起因するものがこれに相当する．ただし，リハビリテーションの視点からは，直接疾患に起因するものだけでなく，薬物療法の副作用などといった二次的障害も含めて把握することが重要である．

〈 活動 〉

●食事，排泄，個人衛生，移動，趣味などといった社会生活上必要な行為のことである．家庭内での役割喪失，病気による就労への制限などは，活動制限に相当する．

〈 参加 〉

●文化的・政治的・宗教的などの集まりや家庭内や職場での役割のことである．その否定的な側面が参加制約で，社会参加に必要とされる要件が精神障害によって満たされなかったり，精神障害に対する差別や偏見によって生じる社会的な障害のことをさす．

〈 環境因子 〉

●人々が生活する環境や社会的な態度による環境因子のことで，周囲の理解や援助のあり方といった人的環境が生活活動だけでなく，病気や障害にまで影響することが特徴といえる．

〈 個人因子 〉

●個人の生活や背景であり，性別，人種，年齢，ライフスタイル，習慣，コーピングなどその個人の特徴からなる．

Memo

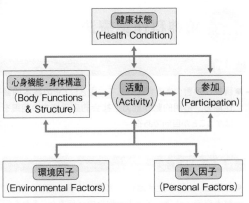

図2　ICF：国際生活機能分類（2001）の生活機能構造モデル

引用・参考文献

1) 坂田三允総編集：精神看護エクスペール5. 精神科リハビリテーション看護, 中山書店, 2004

Memo

12 精神科作業療法

目的

● 精神に障害のある者に対して，主としてその基本的動作能力，応用的動作能力，社会的応用能力の回復をはかることが目的である.

作業が意味するところ[1]

● 作業には，日常生活活動，家事，仕事，趣味，遊び，対人交流，休養など，人が営む生活行為と，それを行うのに必要な心身の活動が含まれる.

● 作業には，人々ができるようになりたいこと，できる必要があること，できることが期待されていることなど，個別的な目的や価値が含まれる.

● 作業に焦点をあてた実践には，心身機能の回復，維持，あるいは低下を予防する手段としての作業の利用と，その作業自体を練習し，できるようにしていくという目的としての作業の利用，およびこれらを達成するための環境への働きかけが含まれる.

対象者

● 身体，精神，発達，高齢期の障害や，環境への不適応により，日々の作業に困難が生じている，またはそれが予測される人や集団である.

作業療法の役割機能 (表1, 図1)

①移動, 食事, 排泄, 入浴などの日常生活活動に対するADL (日常生活活動) 訓練
②家事, 外出行動などのIADL (手段的日常生活活動) 訓練
③精神症状安定に向けた援助
④対人関係などコミュニケーション能力向上のためのアプローチ
⑤作業耐久性向上, 作業手順の習得, 就労環境への適応などの職業関連活動の訓練
⑥発達障害, 高次脳機能障害, 認知症に対するリハビリテーション

表1 統合失調症の作業療法導入例

回復段階	状態	目的
亜急性期	不眠, イライラ感, 思考障害など	・安心・安全の保障 ・病的状態からの早期離脱 など
回復前期	意欲の低下, 不安感の増大など	・心身の基本機能の回復 ・身体感覚の回復 など
回復後期	現実検討能力の回復, ゆとり感の増大	・自律と適応の援助 ・社会生活技能の回復または習得 など

Memo

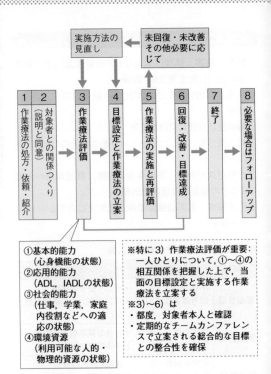

図1　作業療法の実践過程

(日本作業療法士協会：2012年度版　作業療法ガイドライン．日本作業療法士協会，2013を参考に作成
https://www.jaot.or.jp/files/page/wp-content/uploads/2010/08/OTguideline-2012.pdfより2023年9月27日検索)

引用・参考文献

1) 一般社団法人日本作業療法士協会：作業療法の定義
https://www.jaot.or.jp/about/definition/より2023年9月27日検索

13 身体合併症

定義

- 合併症とは, もともとある疾患が原因となって生じる続発性の疾患のことであり, 精神疾患に身体疾患が合併した状態を身体合併症という.

精神科病院における身体合併症

- 2015年3月に日本精神科看護協会が公表した「精神科病棟における身体ケア及び身体合併症ケアに関する調査」によると, 入院患者のほぼ3人に1人はなんらかの合併症を呈していることが明らかとなっている.

- 調査全体の3割が糖尿病であり, 次いで虚血性心疾患が多い状況が確認されている (表1).

- また, 総合病院に入院した身体合併症については, 消化器系疾患, 呼吸器系疾患, 循環器系疾患の順に多い状況にある (表2).

- 精神疾患を主病にもつ患者は, 身体症状が相当進行してから発見されることも少なくない. 早期発見のためには, 身体的な診察も同時に行いながら定期的な検査などの実施が求められる.

- 精神科における薬物療法に関しては, 副作用を生じることも少なくない. 重症化すれば, 肺炎, イレウス, 悪性症候群, 横紋筋融解症などが見受けられる. また, メタボリックシンドロームなどによって高血糖や脂質異常などを生じさせると心血管イベントリスクの上昇も懸念されるため, このような特徴に関しても注意深く観察する必要がある.

● 摂食障害やアルコール依存症では，低栄養状態をきたすことも少なくない．重症化すれば，肝障害・腎障害・膵炎などを合併することもあるため，精神症状や病理的な行動特性によっても予測される身体合併症に注意しなければならない．

表1　治療・看護を要する身体合併症の内訳

疾患名	身体合併症の割合
糖尿病	26.8%
虚血性心疾患	10.2%
肝炎	7.6%
脳血管疾患	7.3%
肺炎	5.5%
がん	5.1%
骨折	4.4%
喘息	3.6%
その他	52.5%

表2　総合病院精神科に入院した身体合併症の内訳

疾患名	身体合併症の割合
消化器系疾患	25%
呼吸器系疾患	25%
神経疾患	15%
骨・筋疾患	10%
泌尿器疾患	5%
感覚器疾患	2.5%
内分泌代謝系疾患	2.5%
その他	15%

精神疾患患者にみられる身体合併症

〈 糖尿病 〉

【特徴】

● 統合失調症患者においては，メタボリックシンドローム
の頻度が高く，糖尿病の出現頻度が一般成人の約1.5
〜2倍であると報告されている．

● 統合失調症患者が糖尿病を発症する原因の1つとして
抗精神病薬の影響が考えられる．

● うつ病と糖尿病は両方の疾患を合併する割合が高いと
いわれている．

● 非定型抗精神病薬であるオランザピン，クエチアピン
では，著しい血糖値の上昇から糖尿病性ケトアシドー
シス，糖尿病性昏睡などの重大な副作用を起こす恐れ
があるため，禁忌となっている．その他の非定型抗精
神病薬に関しても禁忌ではないものの，慎重に投与す
る必要がある．

【症状】

● 疲労感，皮膚の乾燥，口渇，尿回数と量の増加，手
がしびれる，傷が治りにくくなる．重症化すれば神経
障害，網膜症，腎障害などを伴う．

Memo

【診断】（図1）

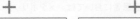

| ・ 早期空腹時血糖 126mg/dL 以上 |
| ・ 75gOGTT が 200mg/dL 以上 |
| ・ 随時血糖値が 200mg/dL 以上 |

＋ ＋

| HbA1c が 6.5 以上 | 典型的な糖尿病症状
または糖尿病網膜症 |

糖尿病の診断

図1　糖尿病の診断

【治療例】

①**食事療法**：エネルギー摂取量（kcal）＝目標体重×身体活動量

②**運動療法**：散歩・ジョギング・水泳などの有酸素運動.

③**薬物療法**：経口薬，インスリン注射など.

〈 静脈血栓塞栓症 〉

【特徴】

● 静脈血栓塞栓症は，主として下肢の静脈に血栓ができる「深部静脈血栓症」と，その血栓が静脈を流れて肺動脈を閉塞する「肺動脈血栓塞栓症」の総称である.

● 肺動脈血栓塞栓症は，突然の呼吸困難，胸痛，失神発作などの症状をきたし，時には心停止をきたす危険な病気である.

● 精神疾患や抗精神病薬による影響も考えられ，入院患者の死因の上位に位置づけられている.

● とくに身体的拘束等の不動状態に伴う合併症のリスクが高い.

【症状】
●下肢の腫脹，胸痛，動悸，冷や汗，めまいなど．

【診断】
●超音波検査，血液検査（Dダイマー），CT血管造影，肺シンチグラフィー

【治療および予防】
①治療：抗凝固薬である低分子ヘパリンなどの注射ならびにワルファリンの服用．
②予防：早期離床，臥床したまま行える運動，適度な水分補給，弾性ストッキング・下肢間欠的圧迫装置の使用等がある．

〈 誤嚥性肺炎 〉
【特徴】
●誤嚥性肺炎とは，嚥下機能の低下に伴って，食物や唾液などと一緒に細菌を誤嚥することで，肺のなかで菌が増殖し炎症を起こす疾患である．
●精神疾患では意識障害，栄養状態の不良，口腔内不潔などの影響に加え，向精神薬に伴う嚥下機能の低下など誤嚥性肺炎を伴うリスクには十分な注意が必要である．

【症状】
●発熱，咳，膿性痰，食欲低下，元気がなくなる（ぼんやりする）など．

【診断】
●肺炎の診断は，次の①，②を満たす症例とする．
①胸部X線または胸部CT上で肺胞浸潤影を認める．

②37.5℃以上の発熱, CRP異常高値, 末梢白血球数
9,000/μL以上, 喀痰などの気道症状のいずれか2つ
以上が存在する.

【治療および予防】
- 経口摂取を一時中止して, 口腔内を清潔に保つ.
- 抗菌薬の投与.
- 酸素欠乏状態を呈した場合は, 酸素吸入を行うことも
  ある.

〈 麻痺性イレウス 〉

【特徴】
- 麻痺性イレウスとは, 腸管の動きが鈍くなり, 有効な
  腸蠕動が得られなくなる病気である.
- 統合失調症患者は向精神薬の副作用などによって便
  秘症を併発しやすく, 緩下剤の使用頻度が高くなると
  麻痺性イレウスを伴うリスクが高くなる.

【症状】
- 腹部膨満, 便秘, 腹痛, 嘔気・嘔吐など.

【診断】
- 腹部単純Ｘ線検査, 腹部超音波検査, 腹部CTなど.

【治療および予防】
- 被疑薬の投与を中止.
- 保存的治療:絶飲, 絶食, 補液, 腸管運動改善薬の
  投与, 胃管挿入など.
- 腸管穿孔, 腹腔内膿瘍などで内科的な治療では回復
  が見込めない場合は, 外科治療の選択となる.

引用・参考文献

1) 日本精神科看護協会：精神科病棟における身体ケア及び身体合併症ケアに関する調査，2015年3月報告書

2) 小林孝文ほか：地方における精神科領域の身体合併症に関する研究．平成19-21年度厚労科研総合研究報告書「精神科救急医療，特に身体疾患や認知症疾患合併症例の対応に関する研究」（研究代表者 黒澤尚），2010

3) 古賀聖名子：統合失調症におけるメタボリックシンドロームーその疾患自体と抗精神病薬の関与についてー．精神科治療学20(2)：165-175，2005

4) Rajkumar AP et al：Endogenous and Antipsychotic Related Risks for Diabetes Mellitus in Young People With Schizophrenia : A Danish Population-Based Cohort Study. Am J Psychiatry 174 (7)：686-694，2017

5) 日本糖尿病学会 編著：糖尿病治療ガイド2022-2023. p.29，文光堂，2022

6) 日本呼吸器学会：医療・介護関連肺炎（NHCAP）診療ガイドライン．2011

7) 日本呼吸器学会：成人院内肺炎診療ガイドライン．2008

Memo

_____

_____

_____

_____

_____

_____

_____

_____

Index

精神科ナースポケットブック mini

2024年1月9日 　　　初 版　第1刷発行

編　著	草地　仁史
発行人	土屋　徹
編集人	小袋　朋子
発行所	株式会社Gakken 〒 141-8416 東京都品川区西五反田 2-11-8
印刷・製本	TOPPAN 株式会社

●この本に関する各種お問い合わせ先
　本の内容については, 下記サイトのお問い合わせフォームよりお願いします.
　https://www.corp-gakken.co.jp/contact/
　在庫については　Tel 03-6431-1234（営業）
　不良品（落丁, 乱丁）については　Tel 0570-000577
　　学研業務センター〒 354-0045 埼玉県入間郡三芳町上富 279-1
　上記以外のお問い合わせは　Tel 0570-056-710（学研グループ総合案内）

本書に記載されている内容は, 出版時の最新情報に基づくとともに, 臨床例をもとに正確かつ普遍化すべく, 著者, 編者, 監修者, 編集委員ならびに出版社それぞれが最善の努力をしております. しかし, 本書の記載内容によりトラブルや損害, 不測の事故等が生じた場合は, 著者, 編者, 監修者, 編集委員ならびに出版社は, その責を負いかねます.
また, 本書に記載されている医薬品や機器等の使用にあたっては, 常に最新の各々の添付文書（電子添文）や取り扱い説明書を参照のうえ, 適応や使用方法等をご確認ください.

株式会社Gakken

学研グループの書籍・雑誌についての新刊情報・詳細情報は, 下記をご覧ください.
学研出版サイト　https://hon.gakken.jp/